スタディ
口腔生理学

解剖図・模式図でわかる

改訂版

監修　柳澤　慧二（元鶴見大学歯学部生理学教室教授）
著　　塩澤　光一（鶴見大学歯学部生理学教室）

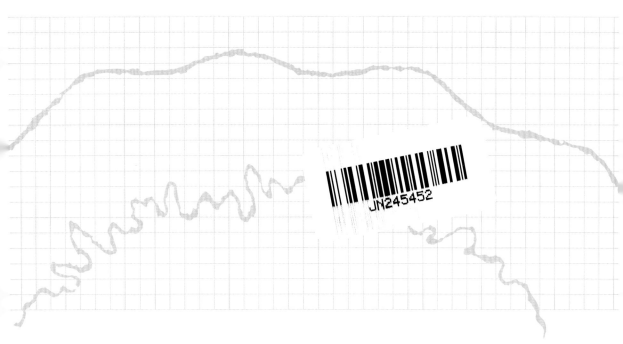

永末書店

序

　"口腔生理学"はその名のとおり、口腔を中心とした顎顔面領域で営まれる生命維持のための諸機能についての研究成果を集大成した学問であり、臨床歯科医学にとって最も重要な基礎学問の一つに位置づけられています。しかしながら、この口腔顔面領域の諸機能は決して身体のほかの部位から独立して営まれているのではなく、咀嚼や嚥下機能が消化過程の始めの部分に位置しているように、全身の身体機能と密接にかかわっていることは言うまでもありません。従って、"口腔生理学"を理解するためには、どうしても全身の正常な機能を扱う"生理学"、とりわけ人体を対象とした人体生理学を理解する必要があります。しかしながら、"生理学"の扱う分野は広くかつ深く、また近年の目覚ましい分子細胞生物学の成果を取り込みつつ、その内容は次第に膨大なものとなってきています。そこで本書では、口腔生理学を学ぶうえで最低限必要な"生理学"の基本的な内容を前半の9つの章で、また"口腔生理学"の要点を後半の5つの章で記述しました。したがって、本書全体を通して学習することにより、人体生理学の概要と口腔生理学の要点が比較的容易に会得できることになります。また、"生理学"、"口腔生理学"を学習するうえで解剖学の知識は必要不可欠であるので、必要と思われる箇所にはできるだけ多くの解剖図や概念図を取り入れたつもりです。

　本書を手に取った今、あなたは正に生理学マスターへの第一歩を踏み出したわけであります。本書が読者の皆様の生理学の勉強や、歯科医師国家試験受験勉強の一助となれば幸いです。平成14年春の第95回歯科医師国家試験からは、新たに80％以上の正答率が要求される必修問題が導入されたり、禁忌選択肢が導入されたりとその様相も大きく様変わりします。しかしながら、どのような状況下にあっても基本的な知識の理解なしには何事も始まりません。読者の皆様の今後のご健闘をお祈りする次第です。また同時に、読者の皆様からぜひ率直なご意見やご批判をいただき、より充実した使いやすい学習書を目指していきたいと思っております。

　最後になりましたが、本書の出版で大変お世話になった永末書店の佐藤祐子様はじめ関係者の皆様に心から感謝の意を表します。

2001年11月

塩澤　光一

この本をお読みになる方へ

本書は学習しやすいように、次のような構成になっています。

本文を2段階にレベル分け

各項目で最も基本的な内容にチェックボックスを付けて太字で示し、その次にさらに詳しい内容を記述しました。学習に際しては、まず太字の内容をおさえ、次に詳しい内容に進んでいってください。

理解しやすい図

できるだけ多様な模式図、概念図、解剖図を載せています。図を参照しながら本文を読むと、内容がイメージしやすく効果的です。

練習問題で理解度を確認

章末に、その章の内容に関連した練習問題を数題ずつ載せました。実際の国家試験の雰囲気を知ってもらうために、過去10年以内に歯科医師国家試験で出題された問題をできるだけ多く取り入れました。

1つの章を学習し終わったら、章末の練習問題を解いて自分の内容理解度を診断してみてください。

練習問題についての注意

・練習問題に載せた歯科医師国家試験問題の多くは多真偽形式の解答形式（選択肢5肢の中から正解の3肢、あるいは2肢の正しい組み合わせを選択させる形式）ですが、本書では各選択肢の内容をより良く理解してもらうために、正解3肢を選択する場合には「3つ選びなさい」に、また2肢の場合には「2つ選びなさい」に改変しています。また、過去問題に若干の変更を加えているものもあります。

・解答ページには、それぞれの練習問題が第何回の国家試験に出題されたか、分冊および問題番号を示しました。

例：第94回歯科医師国家試験、A分冊の第2問の場合は、94, A-2と表記

CONTENTS

生理学

1 細胞およびその機能 — 2

- 1．細胞の構造および細胞膜を介する物質の輸送 *2*　●2．細胞小器官 *3*
- 3．興奮性細胞と活動電位 *4*　●4．興奮の伝導 *7*　●5．興奮の伝達 *8*
- 6．筋の収縮 *10*

練習問題 — 14

解答 — 15

2 血液および体液 — 18

A 血液 — 18

- 1．血液の一般的性質 *18*　●2．赤血球 *19*　●3．赤血球の生成および処理 *19*
- 4．白血球 *20*　●5．血小板および血液凝固 *21*　●6．血漿 *22*　●7．血液型 *22*

B 体液 — 23

- 1．体液の区分 *23*　●2．体液循環 *23*　●3．体液のイオン組成と pH 調節 *25*
- 4．体液量調節 *26*

練習問題 — 28

解答 — 29

3 心臓および循環 — 32

A 心臓 — 32

- 1．心臓の構造 *32*　●2．心筋 *33*　●3．興奮（刺激）伝導系 *34*
- 4．心電図および心音 *34*　●5．心機能 *35*

B 循環 — 36

- 1．血圧 *36*　●2．血管運動 *37*　●3．循環調節 *38*　●4．静脈系 *40*
- 5．血液循環 *41*　●6．脈拍 *41*

練習問題 — 42

解答 — 43

4 呼吸 — 46

- 1．呼吸運動 *46*　●2．肺気量 *47*　●3．ガス交換 *48*　●4．呼吸調節 *50*

練習問題 — 52

解答 — 53

5

消化および吸収 ——————————————— 56

- 1．胃 56 ● 2．小腸 59 ● 3．大腸および直腸 62 ● 4．排便反射 63

練習問題 ——————————————————————————— 66
解答 ———————————————————————————————— 67

6

内分泌 ——————————————————————— 70

- 1．内分泌と作用機序 70 ● 2．視床下部および下垂体 72 ● 3．甲状腺 74
- 4．上皮小体 75 ● 5．膵臓 76 ● 6．副腎 76 ● 7．性腺 78
- 8．その他の内分泌器官 79

練習問題 ——————————————————————————— 80
解答 ———————————————————————————————— 81

7

腎臓および排泄 ——————————————— 86

- 1．ネフロン 86 ● 2．排尿 88 ——（1）尿路 88 （2）蓄尿および排尿 88

練習問題 ——————————————————————————— 90
解答 ———————————————————————————————— 91

8

神経系 ——————————————————————— 92

A 末梢神経系 ——————————————————— 92

- 1．脊髄神経 92 ● 2．脳神経 93 ● 3．自律神経系 94

B 中枢神経系 ——————————————————— 96

- 1．脊髄 96 ● 2．脳幹 97 ● 3．間脳 98 ● 4．大脳基底核 99
- 5．小脳 100 ● 6．大脳皮質 100

練習問題 ——————————————————————————— 102
解答 ———————————————————————————————— 103

9

感覚 ——————————————————————— 108

- 1．感覚の分類 108 ——（1）体性感覚 108 （2）内臓感覚 109 （3）特殊感覚 110
- 2．感覚の一般的性質 111 ● 3．感覚受容器 112

練習問題 ——————————————————————————— 114
解答 ———————————————————————————————— 115

口腔生理学

1

口腔感覚 ——————————————————— 120

- ● 1. 口腔領域の体性感覚 *120* ———（1）表面感覚 *120* （2）口腔領域の深部感覚 *121*
（3）口腔体性感覚の上行伝導路 *123*
- ● 2. 味覚 *123*

練習問題 ————————————————————————— *128*
解答 ——————————————————————————— *129*

2

唾液および唾液腺 ———————————————— 130

- ● 1. 唾液腺 *130* ● 2. 唾液の生成 *131* ● 3. 唾液分泌 *133*
- ● 4. 唾液腺の神経支配 *133* ● 5. 唾液分泌調節 *134*

練習問題 ————————————————————————— *136*
解答 ——————————————————————————— *137*

3

顎運動と咀嚼 ——————————————————— 140

- ● 1. 咀嚼筋と下顎運動 *140* ● 2. 顎反射 *140* ———（1）下顎張反射 *140*
（2）歯根膜咬筋反射 *142* （3）開口反射 *143* （4）口腔粘膜刺激による閉口反射 *144*
- ● 3. 咀嚼運動中枢 *144*

練習問題 ————————————————————————— *146*
解答 ——————————————————————————— *147*

4

嚥下および嘔吐 —————————————————— 152

- ● 1. 嚥下運動 *152* ———（1）口腔相 *152* （2）咽頭相 *152* （3）食道相 *153*
- ● 2. 嘔吐 *153*

練習問題 ————————————————————————— *156*
解答 ——————————————————————————— *157*

5

発声および発音 —————————————————— 158

- ● 1. 発声機構 *158* ● 2. 構音 *159*

練習問題 ————————————————————————— *162*
解答 ——————————————————————————— *163*

索引 ——————————————————————————— *164*

生理学

1 細胞およびその機能

2 血液および体液

3 心臓および循環

4 呼吸

5 消化および吸収

6 内分泌

7 腎臓および排泄

8 神経系

9 感覚

1　細胞およびその機能

1．細胞の構造および細胞膜を介する物質の輸送

☐ **ヒトは多細胞生物である。**

・成人の身体は約60兆個（6×10^{13}個）の細胞でできている。

☐ **細胞の表面は細胞膜（原形質膜）で覆われている。**

・細胞膜は脂質二重層からできている。
・脂質二重層を構成するリン脂質は親水基を外側に、疎水基を内側にして配列している。
・細胞膜には脂質二重層を貫通しているタンパクがあり、膜タンパク質と呼ばれる。

☐ **膜タンパク質は①受容体、②チャネル、③輸送体、④ナトリウムポンプなどを構成する。**

① 受容体

・細胞外のシグナル物質（リガンドとも呼ばれる）を受容する物質を受容体（レセプター）という。
・受容体の多くは細胞膜に存在する。しかしながら、甲状腺ホルモンやステロイドホルモンのように脂溶性が高く、脂質二重層でできている細胞膜を容易に通過してしまう物質を受容する受容体は細胞内（核）にある。

② チャネル

・水分子や種々のイオンの輸送通路をチャネルと呼ぶ。
・受容体の内側にチャネルを内在させたイオンチャネルがあり、このタイプのチャネルでは受容体にリガンドが結合すると門（ゲートと呼ばれる）が開いてイオンが通過する。

③ 輸送体

・ある特定の物質と結合して、多くの場合細胞外から細胞内へ輸送する膜タンパク質を輸送体（トランスポーター）あるいは担体（キャリアー）という。

例 グルコースを細胞内に取り込むグルコース輸送体が知られている。

④ ナトリウムポンプ

・ナトリウムポンプ（Na^+-K^+ポンプ）はすべての細胞膜にあり、エネルギーを使って濃度勾配に逆らってイオンを輸送する。
・このポンプは細胞内のNaイオンを細胞外へ、また細胞外のKイオンを細胞内へ輸送する。
・輸送される割合はNaイオン3つに対してKイオン2つである。
・このポンプ作用によって細胞内液にはK^+が、細胞外液にはNa^+が多く存在する。
・この輸送に使われるエネルギーは、細胞内のATP（アデノシン三リン酸）の3番目のリン酸基が取れてADP（アデノシン二リン酸）となる際に発生するエネルギーを用いている。

□ 物質を膜で包んで小胞として輸送することをサイトーシスという。

- 細胞外から細胞内へのサイトーシスを"エンドサイトーシス"という。なお、マクロファージや好中球などで見られる、微生物や細菌のような大きな対象物の細胞内への取り込みは"ファゴサイトーシス（食作用）"と呼ばれる。
- 細胞内から細胞外へのサイトーシスを"エクソサイトーシス（開口分泌）"という。
- エンドサイトーシスで細胞内に取り込んだ物質を、別の場所からエクソサイトーシスする場合を"トランスサイトーシス"と呼ぶ。

2．細胞小器官

□ 細胞内には①核、②リボソーム、③小胞体、④ゴルジ装置、⑤リソソーム、⑥ミトコンドリア、⑦中心子、⑧細胞骨格などがある。→ 図1

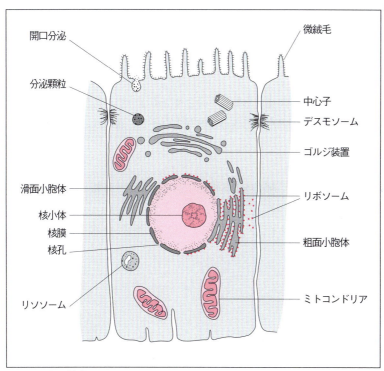

図1　細胞の模式図

① 核

- 核は二重の核膜で覆われ、核膜には多数の核膜孔が貫いている。
- 核の内部にはDNAとして遺伝子情報が蓄えられており、細胞分裂時には46本の染色体として観察される。
- 核小体ではDNAからリボソームRNAが合成される。

3

② リボソーム

・リボソームでは核で作られたメッセンジャー RNA の情報を読み取ってタンパク質を合成している。

・タンパク質合成が活発なときは多くのリボソームが連なり鎖状になる。これをポリソームと呼ぶ。

③ 小胞体

・多くの細胞の細胞質には折り畳まれた1つの膜構造があり、小胞体と呼ばれる。

・多数のリボソームが付着している小胞体を粗面小胞体、付着していないものを滑面小胞体と呼ぶ。

・外側の核膜は小胞体と連続している。

④ ゴルジ装置

・ゴルジ装置は分泌顆粒（分泌小胞）を作り出す。

・ゴルジ装置は小胞体で作られた物質を受け取り、それを細胞から分泌される形に修飾あるいは濃縮して分泌顆粒としてゴルジ装置から切り離す。

・ゴルジ装置は分泌機能に富む唾液腺や内分泌腺などの腺細胞でよく発達している。

⑤ リソソーム

・リソソームは各種の分解酵素を含んでおり、細胞内に取り込まれた物質や不要になった物質を処理する細胞内消化の場である。

⑥ ミトコンドリア

・ミトコンドリアは、物質の能動輸送や代謝に必要なエネルギーの供給源である ATP を合成している。

・母親由来の DNA を持つ。

⑦ 中心子

・中心子は細胞分裂時に細胞の両極に移動して染色体を両極へ引き寄せる。

・3本1組の微小管、9組が円筒形を形作った物が中心子で、通常はこれが2つ直交した形（双心子）で存在する。

⑧ 細胞骨格

・細胞骨格は、細胞の形の維持、細胞内での細胞小器官の係留や移動、細胞の移動などにかかわっている。

・細胞骨格は、微小管、中間径フィラメント、マイクロフィラメントの3種のフィラメントから構成されている。

3. 興奮性細胞と活動電位

□ **筋細胞（筋線維）や神経細胞は刺激を受けると活動電位を発生する興奮性細胞である。**

・興奮性細胞以外でも分泌細胞は分泌電位（活動電位）を発生する。

□ **生きているすべての細胞は、膜の内側が外側に対してマイナス（神経細胞では約−70mV）になっており、この電位を静止膜電位と呼ぶ。**

・静止膜電位は、細胞膜のイオンに対する選択透過性と、ナトリウムポンプによる細胞膜内外のイオン濃度の不等分布によって生じている。

□ **興奮性細胞が興奮を起こす部位の細胞内電位は、わずか数m秒の間にマイナスの静止膜電位レ**

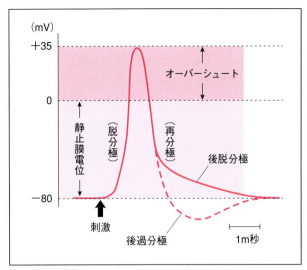

図2　活動電位

ベルからプラス数10mVへ変化した後、すみやかに元のレベルへと戻る。この電位変化を"活動電位"という。→ 図2

- 細胞内電位が静止膜電位から0V方向に変化することを脱分極、0Vよりプラスになることをオーバーシュート、再び元の静止膜電位に戻っていく過程を再分極という。
- 膜を刺激すると、膜のナトリウム透過性が高まり（静止時の約500〜600倍）、細胞外に多いNaイオンが細胞内に一気に入り込み、細胞内電位は0V方向へ、さらにプラスへと上昇する。しかし、すぐにカリウムの膜透過性が高まるため、細胞内に多いKイオンが細胞内から外へ出ていき、細胞内電位は元の静止膜電位へと戻っていく。神経細胞ではこの過程で一過性の過分極（後過分極 → 図2参照）が認められる。
- テトロドトキシンはNaチャネルを、またリドカインなどの局所麻酔薬はNaチャネルおよびKチャネルをブロックするので、これらの薬物が作用すると活動電位は起こらなくなる。

□ 刺激強度を次第に増していった場合、最初に活動電位を発生させることができる刺激強度を"閾値"（→ 図3参照）という。

□ 活動電位発生直後に閾値強度で神経を再び刺激しても活動電位の発生が認められない期間があり、この期間を"不応期"と呼ぶ。

- 不応期の初期にはいくら刺激強度を増しても活動電位が発生しない時期があり、これを"絶対不応期"と呼ぶ。
- 絶対不応期の後の不応期では、閾値レベルの刺激強度では活動電位は発生しないが、それよりも強い刺激強度を加えると活動電位の発生が生じる。この絶対不応期に続く不応期を"相対不応期"と呼ぶ。
- 心筋細胞では骨格筋や神経に比べて活動電位の持続時間が著しく長いので、不応期も極めて長い。

□ 閾値以下の刺激強度では活動電位は発生せず、閾値を越えて刺激強度を増しても発生する活動電位の大きさは変わらない。これを"全か無かの法則（all or none law）"という。→ 図3

□ 異なる組織の興奮性を比較するのに、"時値（クロナキシー）"が用いられる場合がある。→ 図4

・神経や筋を矩形波電流（→ 図4の右上参照）で刺激して活動電位を発生させる場合、刺激の強さと持続時間を変えると図4のような活動電位誘発閾値の曲線（強さ－期間曲線）が得られる。
・持続時間を十分に長く取ったとき、活動電位を発生させることができる刺激の強さ（閾値）を"基電流"と呼び、その2倍の刺激の強さのときの「持続時間」が"時値"である。
・時値の値が小さいほど興奮性が高いことを示す。

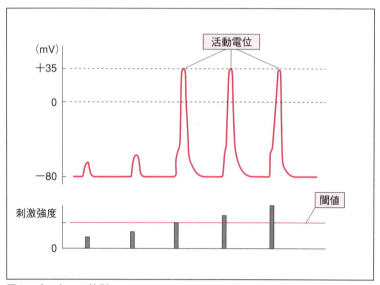

図3　全か無かの法則

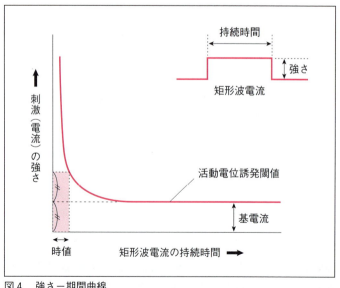

図4　強さ－期間曲線

4．興奮の伝導

□神経細胞の長い軸索の一部に活動電位が発生すると、活動電位は軸索に沿って次々と伝播していく。このような活動電位の伝播を興奮の伝導という。→ 図5

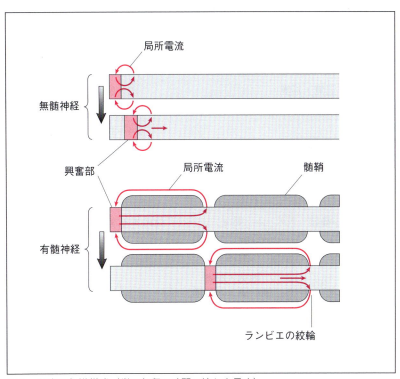

図5　興奮の伝導様式（縦の矢印は時間の流れを示す）

- 神経軸索の興奮部から局所電流が流れ、隣接する部位を脱分極させてそこに新しい活動電位を発生する。これが次々に起こって興奮は伝導するが、最後まで減衰しないで伝わっていく。
- 有髄神経は電気的絶縁性の高い"髄鞘"が取り巻いており、局所電流は髄鞘と髄鞘の間の"ランビエの絞輪"で膜を横切るので、その部位で次の活動電位が発生する。このように絞輪から絞輪へと次々に活動電位が伝播していくことを"跳躍伝導"と呼ぶ。
- 跳躍伝導によって興奮が有髄線維の軸索を伝わっていく速さ（伝導速度）は、同じ太さの無髄線維に比べて著しく速い。
- 神経軸索の途中を実験的に刺激して活動電位を誘発させると、興奮（活動電位）は両方向に伝わっていく。これを"両側性伝導"という。
- ある1本の神経軸索が興奮しても、その興奮は隣の軸索に決して乗り移らない。これを"絶縁性伝導"という。

□**太い軸索の神経線維ほど興奮の伝導速度は速い。**

・神経線維の分類には、神経線維の太さや伝導速度、またその機能からA（α、β、γ、δ）、B、Cに分ける分類法（→表1）と、感覚神経をⅠ群、Ⅱ群、Ⅲ群、Ⅳ群に分ける分類法（→表2）とがある。

種類	機能	直径（μm）	伝導速度（m／秒）
Aα	固有受容器（筋紡錘一次終末、腱器官） 骨格筋支配（α運動神経）	12〜20	70〜120
Aβ	触覚・圧覚	5〜12	30〜70
Aγ	筋紡錘錘内筋支配（γ運動神経）	3〜6	15〜30
Aδ	痛覚・温覚・冷覚	2〜5	12〜30
B	交感神経節前線維	＜3	3〜15
C	痛覚 交感神経節後線維	0.4〜1.2 0.3〜1.3	0.5〜2 0.7〜2.3

表1　神経線維の分類（Erlanger, Gasser の文字式分類）

種類	機能	対応する文字式分類
Ⅰa Ⅰb	筋紡錘一次終末 腱器官	Aα Aα
Ⅱ	触覚・圧覚 筋紡錘二次終末	Aβ
Ⅲ	痛覚・温覚・冷覚	Aδ
Ⅳ	痛覚	C

表2　感覚神経線維の分類と対応する文字式分類

・有髄神経の伝導速度は軸索の直径に比例する。

・筋紡錘一次終末からの求心性信号を伝えるⅠa線維や、腱器官からの求心性信号を伝えるⅠb線維はA、B、C分類ではAαの神経線維に相当する。

・C線維およびⅣ群線維は無髄神経線維である。

□**興奮の伝導遮断（伝導ブロック）は①低温、②浸潤麻酔、③機械的圧迫（虚血）などで生じる。**

・6℃以下になると、太い神経線維から伝導ブロックが起こってくる（コールドブロック）。

・リドカインなどの局所麻酔薬を作用すると、細い神経線維から伝導ブロックが起こってくる。

・機械的な圧迫が加わると、太い線維から伝導ブロックが起こってくる。

5．興奮の伝達

□**神経細胞から神経細胞への情報が伝わることを"興奮の伝達"と呼び、この伝達はシナプス（ほとんどが化学シナプス）で行われる。**

- 化学シナプスの構造は、①シナプス前ニューロン、②シナプス後ニューロン、③シナプス間隙からできている。→ 図6

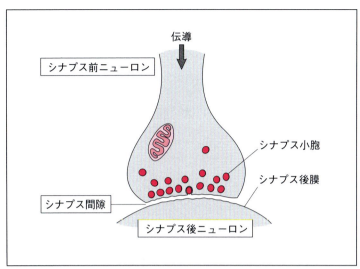

図6　化学シナプスの構造

- 興奮がシナプス前ニューロンの軸索終末（神経終末）に達すると、シナプス小胞内の伝達物質が開口分泌され、シナプス後ニューロンのシナプス後膜にある受容体と結合する。そうすると、シナプス後膜のイオン透過性が変化して"シナプス後電位"が発生する。

□ シナプス後電位には、脱分極性の"興奮性シナプス後電位（EPSP）"と過分極性の"抑制性シナプス後電位（IPSP）"があり、EPSPを起こすシナプスを興奮性シナプス、IPSPを起こすシナプスを抑制性シナプスという。

- 興奮性シナプスでの伝達物質には、アセチルコリン、ノルアドレナリン、ドーパミン、グルタミン酸、サブスタンスP（P物質）などがある（パーキンソン病では脳の中脳の黒質が変性し、黒質から大脳基底核に送られるドーパミンが減少する）。
- 抑制性シナプスでの伝達物質には、γ－アミノ酪酸（GABA）、グリシンなどがある。

□ シナプスは神経細胞と筋細胞の間でも形成され、このシナプスを"筋神経接合部"あるいは"運動終板"と呼ぶ。

- 神経筋接合部での伝達物質はアセチルコリンである。
- シナプス後膜のアセチルコリン受容体に結合したアセチルコリンは、アセチルコリンの分解酵素であるアセチルコリンエステラーゼによって速やかに分解される。
- ネイティブアメリカンが毒矢に用いたクラーレは、アセチルコリン受容体を遮断して骨格筋を弛緩させる。

□ シナプス伝達には、以下の特徴がある。

① 信号の伝えられる方向は、シナプス前ニューロンからシナプス後ニューロンへの一方向性である。

② 繰り返し伝達するとシナプス前ニューロンの神経終末の化学伝達物質が消耗されて、比較的早く伝達が停止（疲労）してしまう。
③ シナプス前ニューロンの神経終末に活動電位が到達してからシナプス後ニューロンにシナプス後電位が生じるまでに、約0.3〜0.5m秒の時間遅れがある。これをシナプス遅延という。

6．筋の収縮

□骨格筋の基本成分である筋線維（筋細胞）は"筋原線維"から構成される。

・筋原線維は太いミオシンフィラメントと細いアクチンフィラメントの規則正しい配列からできている（→ 図7参照）。
・ミオシンフィラメントは、2個の頭部（ミオシンヘッド）を持つミオシン分子が重合してできている。
・アクチンフィラメントは、アクチン分子が2重らせんしたものにトロポミオシンやトロポニン分子を含んでいる。
・筋原線維の周囲には、筋原線維と平行する"筋小胞体"と直角方向に走る"横行小管系"が存在し、筋小胞体の少し膨らんだ両端（終末槽と呼ばれ、Caイオンが蓄えられている）は横行小管と接している。この部分を三連構造（トライアド）と呼び、細胞膜の興奮（活動電位）を実際の筋線維収縮につなげる大事な場所である。

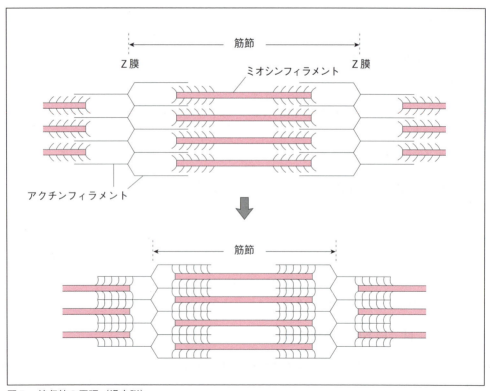

図7　筋収縮の原理（滑走説）

□ 筋の収縮はアクチンフィラメントがミオシンフィラメントの間を滑り込んで "筋節" の長さが減少することで生じる（滑走説：スライディングセオリー）。→ 図7

- このフィラメントの滑り込みは、
  ① 活動電位が横行小管を通って筋線維内部に伝わると筋小胞体からCaイオンが放出され、Caイオンがトロポニンと結合してアクチンの活性化が起こる。
  ② 活性化したアクチンとミオシンヘッドが結合してクロスブリッジが作られる。
  ③ ミオシンヘッドに結合していたATPがATPaseによって分解され、このとき発生するエネルギーでクロスブリッジの運動が起こり、フィラメントが滑る。
  ④ ミオシンヘッドにATPが再び結合することによりクロスブリッジが解離する。
  これら①〜④を繰り返すことによって、アクチンフィラメントがミオシンフィラメントの間を奥へ奥へと滑り込んでいくと考えられている。

□ 筋収縮の型には単収縮と強縮がある。

- 筋線維を1回電気刺激して発生する1回の活動電位に対応する「収縮して弛緩する過程」を単収縮という。
- 電気刺激を繰り返し行い、その間隔を次第に短くしていくと収縮が加重していき、やがて収縮し続ける状態になる。これを強縮という。→ 図8

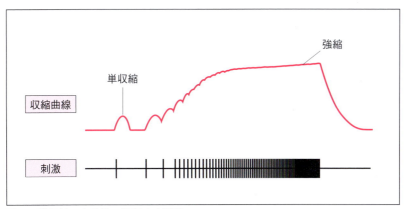

図8　単収縮から強縮へ移行する過程

□ 筋の収縮様式には等尺性収縮と等張（力）性収縮がある。

- 筋の両端を固定して収縮させると、筋の長さは変わらず張力が変化する。この収縮様式を等尺性収縮（isometric contraction）という。
- 筋の一端を固定し、他端におもりをつり下げた状態で収縮させると、筋はおもりをつり下げた状態で短縮する。この収縮様式を等張性収縮（isotonic contraction）という。
- 咬筋などの閉口筋は、開口位から咬頭嵌合位までは下顎の重さを持ち上げていく等張性収縮を、また上下歯が咬合して咬合力を発揮する場合は等尺性収縮を行っている。

□筋線維は赤筋と白筋に大別される。

・赤筋は、ATPase活性が低く収縮速度は遅いが疲労しにくい遅筋で、タイプⅠ線維に分類される。

・白筋は、ATPase活性が高く収縮速度の速い速筋で、

　①疲労しやすいタイプⅡb線維

　②疲労しにくいタイプⅡa線維

　がある。

MEMO

練習問題

1．受動輸送される以下の物質のうち特定の膜タンパクと結合して輸送されるのはどれか。2つ選びなさい。

(1) 水

(2) アミノ酸

(3) グルコース

(4) Naイオン

(5) Kイオン

2．細胞の構造と機能との組み合わせで正しいのはどれか。

a　Kイオンチャネル ─── 活動電位の発生

b　アルファ受容体 ──── アセチルコリンの結合

c　ゴルジ装置 ───── ATPの産生

d　シナプス小胞 ──── エンドサイトーシス

e　筋小胞体 ────── カルシウムの放出

3．神経線維の興奮伝導について正しいのはどれか。

a　最大の興奮を引き起こす刺激は時値である。

b　有髄神経の伝導速度は直径に比例する。

c　平行して走行する神経線維間では興奮が飛び移る。

d　伝導速度が最も遅いのはⅠaである。

e　興奮の大きさは伝導するにつれ減衰する。

解 答

これは担体あるいは輸送体によって細胞膜を受動輸送される物質を問う問題である。この問題には含まれていないが、酸素や二酸化炭素のガスは濃度勾配による拡散によって、タンパクとの結合なしで細胞膜を受動的に透過する。

（1）水は特定のタンパクと結合して輸送されない。水分子を選択透過させる水チャネルを作っている膜タンパク質が見い出されている。

（2）、（3）単糖類やアミノ酸は特定の膜タンパクと結合して濃度勾配の高い方から低い方へ運ばれる。したがって、（2）、（3）は正しい。

（4）、（5）Na^+、K^+などのイオンはタンパクとは結合せず、膜タンパクで作られるトンネル（イオンチャネル）内を濃度勾配に従って受動的に輸送される。

（注意：この設問は受動輸送についての問題であり、Naポンプのようなエネルギーを使っての能動輸送は含まれていない）

（類90, A-6）　1．正解：（2）、（3）

---

a　細胞膜のNaイオン透過性が著しく増加して活動電位が発生する。

b　α受容体やβ受容体はカテコールアミン（アドレナリンやノルアドレナリン）の受容体であり、アセチルコリンの受容体にはニコチン受容体とムスカリン受容体がある。

c　ゴルジ装置は分泌顆粒を最終的に作り出す装置であり、ATPはミトコンドリアで作られている。

d　シナプス小胞は開口分泌（エクソサイトーシス）によって小胞内の伝達物質をシナプス間隙に放出する。

e　筋小胞体からCaイオンが放出されることで筋線維の収縮が始まる。正しい。

（86, A-5）　2．正解：e

---

a　この場合の「最大の興奮」とは活動電位のことで、活動電位を発生させるには閾値レベルの強度の刺激（閾刺激）が必要である。なお、活動電位の大きさは閾値レベル以上の強度の刺激を与えても変わらない、言い換えれば活動電位の大きさは"全か無かの法則"に従うことを確認しておくこと。

b　正しい。→ 表1（p 8）参照

c　神経線維間では活動電位は飛び移らない。

d　最も遅いのはC線維である。→ 表1（p 8）参照

e　活動電位の大きさは軸索を伝導している間に減衰することはない。

（90, A-4）　3．正解：b

4．痛覚を伝える神経線維はどれか。２つ選びなさい。

(1) Aα

(2) Aβ

(3) Aγ

(4) Aδ

(5) C

5．触覚を伝える神経線維と比べた場合、痛覚を伝える神経線維の興奮伝導について正しいのはどれか。２つ選びなさい。

(1) 温度の影響を受けやすい。

(2) 圧迫の影響を受けやすい。

(3) 麻酔薬の影響を受けやすい。

(4) 伝導速度が遅い。

(5) 電気刺激に対するしきい（閾値）が低い。

6．物を持ち上げるときに認められる現象について誤っているのはどれか。

a　筋の短縮に関与する運動単位数は荷重量によらず一定である。

b　負荷が筋肉の発生する最大張力以下であるとき、筋は短縮する。

c　遊離するエネルギー量は筋が行う仕事量の増加に伴って増える。

d　ATP から得たエネルギーの一部は熱に変換される。

e　等尺性収縮と等張性収縮とが認められる。

痛覚を伝える神経線維は、有髄線維で最も細いＡδ線維と無髄線維のＣ線維で、これらの線維を痛覚線維と呼ぶこともある（なお、痛覚刺激の受容はこれら線維の末梢端の“自由神経終末”で行われる）。→ 表1（p 8）参照

(89, A-4)　4．正解：(4)、(5)

この問題は、触覚を伝える有髄のＡβ線維に比べて、痛覚を伝えるＡδ線維やＣ線維の興奮伝導を問う問題で、Ａβ線維の方が直径の太い線維である。

(1) コールドブロックは太い線維から起こってくる。痛覚線維は温度の影響を受けにくい。

(2) 圧迫の影響を受けやすいのは太い線維である。

(3) 麻酔薬による伝導ブロックは細い線維から起こってくる。正しい。

(4) 痛覚線維の方が遅い。正しい。→ 表2（p 8）参照

(5) 電気刺激に対する閾値は触覚を伝える太い線維の方が低い。

(88, A-4)　5．正解：(3)、(4)

a　運動単位とは、1本の運動神経とそれに支配される筋線維群のことで、弱い収縮のときに参加する運動単位から、強い収縮になって初めて参加してくる運動単位まであり、荷重量が増して強い収縮力が必要な場合には多くの運動単位が参加して、筋全体としての収縮力を増している。

b　負荷が最大張力以上では筋は短縮できない。

c　ATP→ADP＋リン酸となるときの発生エネルギーが筋収縮の機械的エネルギーとして用いられており、筋の仕事量が増えれば遊離されるエネルギー量も増大する。

d　ATPの分解で得られるエネルギーの約20％が筋収縮に用いられ、残りは熱として消費される。寒いときに体を動かすとすぐに暖まってくるのは、骨格筋収縮時に発生する熱によって体温が上昇するためである。

e　骨格筋にはこの2つの収縮様式がある。→ 本文（p11）参照

(91, A-17)　6．正解：a（誤りはa）

2　血液および体液

A　血液

1．血液の一般的性質

□血液は体に必要なものの運搬や、体を正常に維持する重要な働きを持つ。

① 酸素・二酸化炭素の運搬、栄養素やホルモンの運搬、および老廃物の運搬や排泄
② 全身の体温の均等化
③ pHの維持
④ 外敵からの防御や異物処理
⑤ 止血作用

□血液は体重の約8％を占める。

・女性は脂肪分がやや多いので男性より若干少なく約7％である。

□血液は、血球（細胞成分）と血漿（液体成分）とに分けられる。→ 図1

・血球は赤血球、白血球、血小板から成る。
・血液における赤血球の占める容積の割合をヘマトクリット値（Ht）と呼び、正常値は男性45％、女性40％である。
・血球は赤色骨髄の多能性幹細胞から分化する。

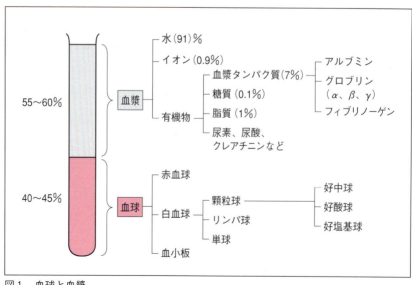

図1　血球と血漿

2．赤血球

□血流中の赤血球には核がない。

- 赤血球は無核で、平均直径 7.7 μm の円盤状である。
- 赤血球数の正常値は、男性ではおよそ 5,000,000 /μL、女性ではおよそ 4,500,000 /μL である。
- 成熟赤血球には核・リボソーム・ミトコンドリアがないので、代謝はもっぱらグルコースの嫌気的解糖系に頼っている。

□赤血球が赤く見えるのは、中にヘモグロビン（Hb）を含んでいるからである。

- 赤血球は、Fe（鉄）を含んだ 4 つのヘムとグロビンから成るヘモグロビン（血色素）を含んでいる。
- ヘモグロビンは肺で酸素と結合すると鮮赤色の酸化ヘモグロビンに、組織で酸素を離すと暗赤色の還元（脱酸素）ヘモグロビンになる。

3．赤血球の生成および処理 → 図 2

□赤血球は赤色骨髄で作られるが、この造血調節にはエリスロポエチンがかかわっている。

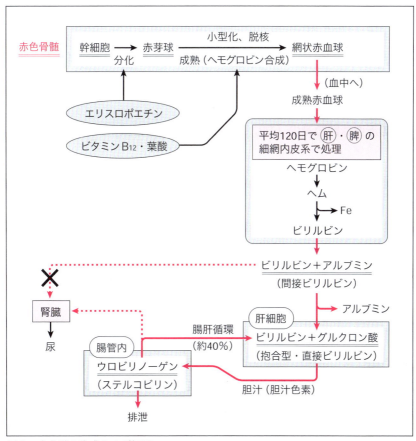

図 2　赤血球の生成および処理

・赤色骨髄での幹細胞から赤芽球（赤芽細胞）への分化は、主に腎臓から内分泌されるエリスロポエチンで促進される。

・エリスロポエチンの分泌は、酸素不足（動脈血の酸素分圧低下）で増加する。このため、酸素の薄い高地で生活すると、赤血球数が多くなる。

・男性ホルモンはエリスロポエチンの生成を促進し、女性ホルモンは逆に抑制する。このため、女性の赤血球数の正常値は男性よりも若干少ない。

□赤血球の分裂・成熟にはビタミンB₁₂、葉酸が必要である。

・骨髄での赤芽球の分裂・成熟には葉酸、ビタミンB₁₂がかかわっており、ビタミンB₁₂は核内DNA合成に、また葉酸はDNA合成反応の補酵素として働く。

・葉酸やビタミンB₁₂不足では悪性貧血（大球性）が生じる。

・赤血球の成熟過程で赤血球は次第に小型化し、脱核して網状赤血球となる。

□古くなった赤血球は肝臓や脾臓の細網内皮系で処理される。

・骨髄を出た網状赤血球は約1日で成熟赤血球となり、血流中で平均120日間生存した後、肝臓や脾臓などの細網内皮系で処理される。

□ヘモグロビンはビリルビン（胆汁色素）となって十二指腸内へ捨てられる。

・赤血球崩壊で遊離したヘモグロビンはビリルビンとなり、アルブミンと結合して（間接ビリルビン）肝細胞まで運ばれる。

・肝細胞内に取り込まれたビリルビンは、グルクロン酸と抱合した形（直接ビリルビン）で胆汁中に胆汁色素として排泄され、腸管内でウロビリノーゲンとなって排泄される。（なお、ウロビリノーゲンの約40％は腸管から再吸収されて肝臓に戻る：腸肝循環）

□貧血は血液中の赤血球数の減少（ないしヘモグロビン量の減少）した状態をいう。

〔貧血の分類〕

① 鉄欠乏性貧血：ヘモグロビンの合成障害（小球性、低色素性貧血）

② 悪性貧血：赤血球成熟障害（大球性、正常色素性貧血）

③ 再生不良性貧血：骨髄の低形成（正球性、正色素性貧血）

④ 溶血性貧血：赤血球破壊亢進（正球性、正色素性貧血）

⑤ その他

・日本人の貧血の約70％は鉄欠乏性貧血である。

4．白血球

□白血球には顆粒白血球、リンパ球、単球があり、これらは細菌などの異物や毒素を処理したり、生体を防衛する免疫機構にかかわっている。

・成人の白血球数はおよそ5,000〜8,500／μLである。

・顆粒白血球および単球は骨髄系幹細胞から、リンパ球はリンパ系幹細胞から作られる。

□顆粒白血球には好中球、好酸球、好塩基球がある。

・白血球の約50～70％を占める好中球は遊走性や貪食作用が著しい。

・好酸球はアレルギー反応時や寄生虫感染などのときに増加する。

・好塩基球の顆粒にはヒスタミン化合物が含まれる。また、好塩基球が血管外に出て結合組織間に定着したものが肥満細胞（mast cell）である。

□リンパ球にはTリンパ球とBリンパ球がある。

・リンパ球は骨髄を出ると、胸腺（thymus）を経て末梢リンパ組織に行くものと、胸腺を経ないで末梢リンパ組織に行くものがあり、前者をTリンパ球、後者をBリンパ球と呼ぶ。

・抗原情報が伝えられるとBリンパ球は形質細胞（plasma cell）に分化して抗体（Ig）を分泌する。この際、Tリンパ球のヘルパーT細胞はBリンパ球の分化を促進し、これとは逆にサプレッサーT細胞（レギュラトリーT細胞）は抑制的に働く。

・Tリンパ球は細胞性免疫作用を行う。

5．血小板および血液凝固

□血小板は止血を行う。

・骨髄の巨核球の分裂で生じる血小板は、血中に150,000～300,000／μL 存在する。

・血小板は血管の内皮細胞損傷部に粘着し、血小板同士が凝集して血小板血栓を作る（一次止血）とともに、血液凝固反応（二次止血：凝固血栓による止血）を促進する。

□血液凝固反応には2つの機序（内因系と外因系）がある。

・血液凝固反応は、内因系（血液内機序：血液が異物面と接触）と外因系（組織内機序：血液に組織因子－Ⅲが加わる）によって開始される。

・複雑な系を経て生成されたプロトロンビナーゼ複合体によって、プロトロンビン（Ⅱ）がトロンビンに、そのトロンビンによってフィブリノーゲン（Ⅰ）がフィブリンとなり、血球を絡め取って血餅が作られる。

・血液凝固因子は12種類あり、Ⅲ（組織因子）、Ⅳ（Caイオン）、Ⅷ（抗血友病因子）以外は肝臓で産生される。→ 表1

・肝臓で産生される凝固因子のうち、Ⅱ（プロトロンビン）、Ⅶ（安定因子）、Ⅸ（クリスマス因子）、Ⅹ（スチュアート因子）の産生には脂溶性ビタミンであるビタミンKが必要である。

・血液凝固を抑制するために、

①Caイオン除去（クエン酸ナトリウムやEGTAを加える）

②ヘパリンを加える（肥満細胞や好塩基球に存在）

③抗ビタミンK剤の投与（活性のないⅡ、Ⅶ、Ⅸ、Ⅹなどの産生）

などが行われている。

凝固因子	慣用名	活性型
I 因子	フィブリノーゲン	フィブリン
II 因子	プロトロンビン	トロンビン
III 因子	組織トロンボプラスチン	
IV 因子	Ca^{2+}	
V 因子	Ac-グロブリン（不安定因子）	Va 因子
VI 因子	（なし）	
VII 因子	安定因子	VIIa 因子
VIII 因子	抗血友病因子	VIII 因子
IX 因子	クリスマス因子	IXa 因子
X 因子	スチュアート因子	Xa 因子
XI 因子	PTA	XIa 因子
XII 因子	ハーゲマン因子	XIIa 因子
XIII 因子	フィブリン安定化因子	XIIIa 因子
その他の因子	プレカリクレイン、高分子キニノーゲンなど	カリクレイン

表1　血液凝固因子

6. 血漿

□血漿は血液の液体成分である。

- ・血漿は血液の約55％を占める。
- ・血漿には約7g／dL の血漿タンパク質が含まれている。
- ・血漿タンパク質で最も多いのがアルブミンで、体タンパク質の補給、膠質浸透圧の維持に関与し、肝臓で作られている。
- ・抗体（Ig）はγグロブリン分画中に含まれる。
- ・血漿からフィブリノーゲンを除いたものを血清という。

7. 血液型

□ABO 式血液型 → 表2

- ・代表的な血液型にABO式があり、日本人ではA型が約40％と最も多く、O型は約30％、B型は約20％、AB型は約10％である。
- ・抗原（凝集原）は赤血球膜表面にあり、H（O型）抗原、A抗原、B抗原の3種類がある。
- ・凝集原に対する抗体（凝集素）には、A抗原に反応する抗A（α）抗体とB抗原に反応する抗B（β）抗体とがあり、これらが互いに反応すると凝集反応が生じる。
- ・O型の人の血漿にはα抗体とβ抗体が、A型の人の血漿にはβ抗体が、またB型の人の血漿にはα抗体が存在するのに対し、AB型 の人の血漿中にはどちらの抗体も存在しない。

血液型	血球中の凝集源 （抗原）	血清中の凝集素 （抗体）
O	H H	α（抗A） β（抗B）
A	AH，AA	β（抗B）
B	BH，BB	α（抗A）
AB	AB	なし

表2　ABO式血液型

□Rh式血液型

- ・Rh陽性（＋）の人の赤血球表面にはRh因子（3種類ある抗原のうち、特に抗原性の強いD抗原の存在が重要である）が存在する。
- ・Rh⁺の人は欧米人では約85％、日本人では約98～99％存在する。

B　体液

1．体液の区分

□成人の体液の全量は体重の約60％である。

- ・体重の60％を占める体液のうち、細胞内液は40％、細胞外液は20％である。
- ・細胞外液20％のうち、間質液は約15％、血漿は約4％で、残り1％はリンパおよび髄液である。
- ・新生児では体重に占める体液の割合は成人より多く約80％である。

2．体液循環 → 図3

□毛細血管内から押し出された水が、間質液、細胞内液、リンパの水となる。

- ・口から入った水は腸壁から吸収されて血漿に加わった後、毛細血管動脈側から血圧の力で血管外に押し出されて間質液となり、さらに細胞内に入って細胞内液となる。
- ・間質液の一部は組織圧によって毛細リンパ管内に押し込まれてリンパとなり、リンパはやがて左右静脈角（鎖骨下静脈と内頸静脈合流部）で上大静脈系に入る。

□血漿膠質浸透圧は間質液を血管内に回収する原動力である。

- ・血漿膠質浸透圧は、血漿タンパク質（とりわけアルブミン）によって形成される"水を血管内に引き込む力"で、およそ25mmHgである。

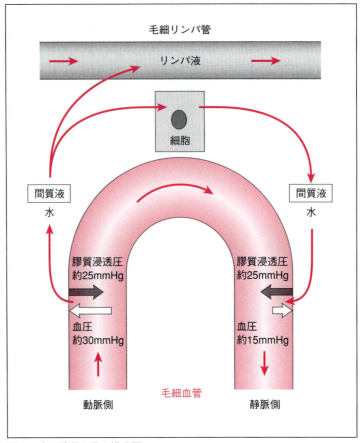

図3 水の移動を示す模式図

- 間質液は再び毛細血管静脈側から膠質浸透圧の力で血管内に回収され、その一部は腎臓から尿として、肺や皮膚から水蒸気として（不感蒸泄）、汗腺から汗として、あるいは消化液や糞便に混じって体外へ排泄される。

□ 間質液が過剰に貯まった状態を浮腫という。

〔浮腫形成に係わる主な要因〕

① **毛細血管内圧（静水圧）上昇**
　　Na貯留による血液量増加（腎不全）、静脈環流障害（うっ血性心不全）

② **血漿膠質浸透圧の低下**
　　低アルブミン血症など

③ **毛細血管壁の透過性亢進**
　　火傷、炎症、アレルギー反応など

④ **間質液の膠質浸透圧上昇**
　　③、⑤と関連する

⑤ **リンパ流量減少**
　　癌のリンパ節転移、放射線障害、その他

3．体液のイオン組成とpH調節

□**体液に含まれる電解質の構成や濃度は、細胞内液と細胞外液とでは異なる。**

・細胞外液に多い陽イオンはNa^+、細胞内液に多い陽イオンはK^+である。
・細胞外液に多い陰イオンはCl^-、細胞内液に多い陰イオンはHPO_4^{2-}である。

□**血漿のpHは通常、7.35〜7.45の範囲に保たれている。**

〔pHの調節機構〕
① **血液の緩衝系**（過剰の酸やアルカリと結合して中和する作用を持つ）
　　　主要なものは　炭酸－重炭酸系、血漿タンパク質、ヘモグロビン
　　　（脳脊髄液、細胞内液ではリン酸系の緩衝作用が重要）
② **肺性調節**
　　　血漿中の炭酸（H_2CO_3）は水とCO_2に分解され、CO_2は肺から捨てられる。このため、血中のCO_2
　　　分圧、血漿中の炭酸は呼吸状態によって変動する。
③ **腎性調節**
　　　余分な酸の尿中への排泄。
　　これら①、②、③が密接に連動することによって血液のpHは一定に保たれる。

□**血液のpHが7.35以下の場合をアシドーシス、7.45以上をアルカローシスと呼ぶ。**→ 表3

アシドーシス・アルカローシス	原因	例
代謝性アシドーシス	血漿のHCO_3^-濃度減少	糖尿病や腎不全で体内に酸が多く生じたときなど
代謝性アルカローシス	血漿のHCO_3^-濃度増大	嘔吐などで酸が異常に喪失したときなど
呼吸性アシドーシス	血中のCO_2分圧増大	肺の換気不全や呼吸中枢障害による換気低下など
呼吸性アルカローシス	血中のCO_2分圧減少	過呼吸などによる換気亢進

表3　アシドーシスとアルカローシス

・腎不全や糖尿病などの代謝性アシドーシスでは、動脈血漿中の重炭酸イオン（HCO_3^-）濃度が減少してpHが低下する。
・胃液の多量喪失などによる代謝性アルカローシスでは、血漿中の重炭酸イオン濃度が増加してpHは増大する。
・換気不全になると動脈血中のCO_2分圧が上昇して呼吸性アシドーシスになる。
・過換気（過呼吸）ではCO_2分圧が減少して呼吸性アルカローシスになる。

4．体液量調節

□ 体内に取り入れられる水分量と排泄される水分量が平衡することで体液量は一定に保たれているが、この水分量調節には間脳の視床下部が重要な働きをしている。

・体液量が減少して体液の浸透圧が上昇する（高張性になる）と、視床下部や消化器系などにある浸透圧受容ニューロンの発火頻度が増し、
　① 視床下部の飲水中枢を興奮させて"渇き感"が生じ、飲水行動が誘発される。
　② 視床下部の視索上核や室傍核に作用してバソプレッシンの分泌を促進し、腎臓の遠位尿細管・集合管での水の再吸収を高めて尿量を減少させる。
　①および②によって、体液量が回復し、また浸透圧も正常に戻る。→ 図4
・腎の傍糸球体装置から分泌されるレニンの作用で生成されるアンギオテンシンⅡは、視床下部のバソプレッシン分泌細胞を刺激するとともに、アンギオテンシン感受性ニューロンに作用して"渇き感"を生じさせる働きを持つ。

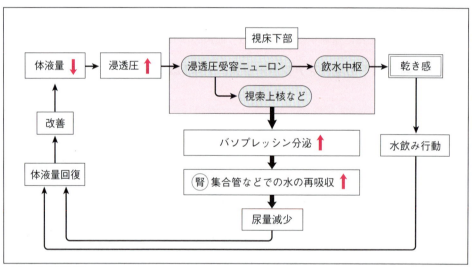

図4　水分量調節

MEMO

練習問題

2 血液および体液

1．正しいのはどれか。

a　悪性貧血では Price-Jones 曲線は左方に移動する。

b　成熟した赤血球は脂質をエネルギー源にできる。

c　胎児ヘモグロビンの O_2 親和性は成人より低い。

d　静脈血の O_2 分圧は動脈血より低い。

e　CO のヘモグロビンに対する親和性は O_2 よりも低い。

2．体液について正しいのはどれか、3つ選びなさい。

(1) 細胞内液は Na イオンが高く K イオンが低い。

(2) 血漿と組織液とは主たる電解質の組成が類似する。

(3) 血漿は Na イオンが高く K イオンが低い。

(4) 細胞外液は Na イオンが高く K イオンが低い。

(5) 体液の浸透圧は主に Cl イオン濃度に依存する。

3．浮腫の形成に対して促進的に作用するのはどれか、3つ選びなさい。

(1) リンパ流量の減少

(2) 毛細血管内圧の上昇

(3) 血漿アルブミンの減少

(4) 血漿コロイド浸透圧の上昇

(5) 動静脈吻合の解放

4．浮腫の原因はどれか、3つ選びなさい。

(1) 血中アルドステロン濃度の低下

(2) 肝機能障害

(3) 毛細血管透過性の亢進

(4) 心機能の低下

(5) 血漿膠質浸透圧の亢進

解 答

a Price-Jones曲線の横軸は赤血球の直径で、右に行くほど直径の値は大きくなる。このため、悪性貧血では赤血球の直径が大きくなるので曲線は右に移動する。これに対し、鉄欠乏性貧血では赤血球の直径は小型化するので曲線は左に移動する。

b 成熟赤血球には核もミトコンドリアもないので、エネルギー源はもっぱらグルコースの嫌気的解糖系に頼っている。

c 胎児ヘモグロビンは酸素分圧の低い環境でも酸素と結合できる。

d 正しい。

e 一酸化炭素の親和性は酸素の約200倍高い。

(92, A-12) 1．正解：d

---

(1) 逆。Naイオンが低くKイオンが高い。

(2) どちらも細胞外液である。正しい。

(3) 血漿は細胞外液である。正しい。

(4) 正しい。

(5) 細胞外液ではNaイオン、細胞内液ではKイオンの存在が重要である。

(87, A-8) 2．正解：(2)、(3)、(4)

→ 本文［浮腫形成に係わる主な要因］の項（p24）を参照

(1) 促進

(2) 促進

(3) 血漿膠質浸透圧の低下を招くので浮腫は促進。

(4) 浮腫は軽減、コロイド浸透圧＝膠質浸透圧。

(5) 吻合解放によって毛細血管内圧は低下する。よって浮腫は軽減する。

(86, A-6) 3．正解：(1)、(2)、(3)

---

(1) 副腎皮質ホルモンのアルドステロンは、腎の遠位尿細管・集合管でのNaイオンの再吸収を高める作用を持つので、このホルモン濃度が低下すると、〔Naの尿中排泄増大→血漿浸透圧低下→循環量減少→毛細血管内圧低下〕浮腫は軽減する。

(2) 肝機能が低下すると、肝臓でのアルブミン生成が減少して低アルブミン血症が起こり、血漿膠質浸透圧が低下する。

(3) 毛細血管内からの水の移動が増し、浮腫は促進される。

(4) 心機能低下によって、静脈血うっ血による静水圧の増加、また腎血流量低下による尿量の減少等が起こり、浮腫は悪化する。

(5) 浮腫は軽減する。

(93, A-3) 4．正解：(2)、(3)、(4)

5．血液の pH について正しいのはどれか。

a　pH が 7.5 であればアシドーシスである。

b　長時間の呼吸停止が起これればアルカローシスとなる。

c　肺の毛細血管では、反応式（$H_2CO_3 \rightleftarrows H^+ + HCO_3$）の平衡が右へ移動する。

d　還元ヘモグロビンは酸化ヘモグロビンよりも緩衝能が高い。

e　血中の不揮発性の酸は主として胆汁中へ排泄される。

a アシドーシスではなくアルカローシスである。

b アルカローシスではなくアシドーシスになる。

c この反応式の左側にはさらに炭酸が水と二酸化炭素に分解する過程（$CO_2 + H_2O \rightleftarrows H_2CO_3$）が続く。二酸化炭素は肺から排泄されているので反応式の平衡は左へ移動する。

d 正しい。

e 不揮発性の酸は主に腎臓から尿中へ排泄される。

(85, A-6)　5．正解：d

3　心臓および循環

A　心臓

1．心臓の構造

□**心臓は左右の肺に挟まれて胸腔内に存在し、筋肉でできた中空性の臓器である。**

・心臓の約2/3は正中線の左側にある。
・成人の心臓は握りこぶしよりやや大きく、重量は約200〜300gである。

□**心臓は中隔で右心系と左心系に分けられる。**

・右心系は全身からの静脈血を受け取り、これを肺動脈から肺に送り出す。
・肺で酸素を受け取った動脈血は左心系に戻り、大動脈から全身へ送り出される。

□**右心系と左心系はそれぞれ房室弁で心房と心室に分かれている。**→ 図1

・右心房と右心室の間には三尖弁（右房室弁）が、左心房と左心室の間には僧帽弁（左房室弁）があり、どちらの弁にも心室の内腔に突き出ている乳頭筋からの腱索が付き、心房側への反転を防いでいる。

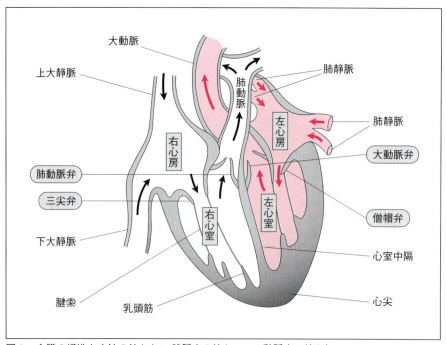

図1　心臓の構造と血液の流れ（➡ 静脈血の流れ、➡ 動脈血の流れ）

- 肺動脈の出口（動脈口）には肺動脈弁が、また大動脈の出口（動脈口）には大動脈弁があり、どちらもポケット状の3枚の半月弁でできている。
- 右心房には上下2本の大静脈、左心房には左右2本ずつ計4本の肺静脈が開く。

□ 心臓は心膜に包まれている。

- 心臓の心筋層を外側から直接包む心外膜は、伸びて大血管の付け根で折れ返って袋状になっており、これが心膜である。
- 袋状の心膜の間の隙間を心膜腔という。
- 心膜腔にはわずかな漿液が含まれ、摩擦防止に役立っている。

□ 心臓に血液を供給しているのは冠状動脈である。

- 大動脈弁の壁際から左右の冠状動脈が出る。
- 心臓を環流した大部分の静脈は、冠状静脈洞に集まって下大静脈口のすぐ下から右心房に注ぐ。
- 冠状動脈には主に心臓の拡張期に心拍出量の約5〜10%が流れる。

2．心筋

□ 心筋は横紋筋でできている。

- 心筋は骨格筋と同じ横紋筋であるが、骨格筋とは異なる下記の特徴を持つ。
  ① 心筋は常に単収縮を行い、刺激頻度を増しても強縮は起こらない。
  ② 心筋では絶対不応期（刺激強度を増しても興奮しない期間：心筋では200m秒以上）が長い。
  ③ 心筋は骨格筋に比べて伸展性が悪いために静止張力が大きい。

□ 心筋は固有心筋と特殊心筋からなる。→ 図2

- 心筋は、心房や心室の壁を形成して心臓の収縮に係わる固有心筋（作業筋）と、拍動のリズム形成と興奮伝導に係わる特殊心筋とに分けられる。

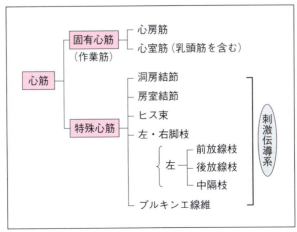

図2　心筋の分類

3．興奮（刺激）伝導系

□**心臓の拍動のリズムは洞結節で作られる。**

・右心房の上大静脈口近くにある洞房結節（洞結節）が心臓の拍動の源（ペースメーカー）である。

□**洞結節からプルキンエ線維に至る経路を興奮（刺激）伝導系という。→ 図3**

・洞結節からの興奮は心房壁の結節間路を伝わって房室結節に達し、ここから出るヒス束（房室束）を通って心室に伝わり、左右脚を下がって網状のプルキンエ線維を経て心室内に伝わっていく。この伝導経路を興奮（刺激）伝導系という。

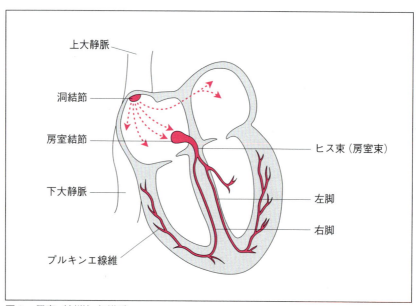

図3　興奮（刺激）伝導系

4．心電図および心音

□**心臓の興奮で生じた電気現象を体表面から導出したものを心電図という。**

・心電図は通常、四肢に4個と胸部に6個の電極を付けて、四肢からは双極誘導（Ⅰ、Ⅱ、Ⅲ）と3つの増強単極肢誘導（aVR、aVr、aVF）、胸部からは6つの単極胸部誘導（V1～V6）の合計12誘導を記録する。

□**心電図にはP波、QRS群、T波の3つの主要な波がある。→ 図4　心電図**

・P波は心房の興奮（脱分極）、QRS群は心室の興奮（脱分極）、T波は心室興奮の回復（再分極）を表している。

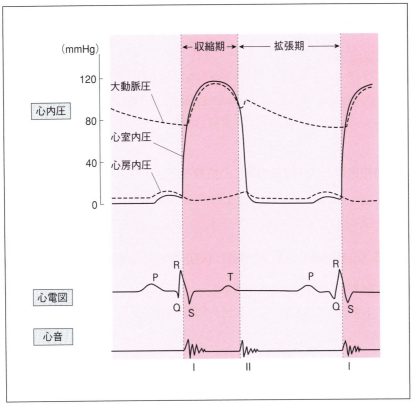

図4　心内圧変化、心電図および心音との関係

□前胸壁に聴診器を当てると心音を聞くことができる。→ 図4　心音

- 健常な成人では通常、拍動ごとに下記の2種類の心音を聞くことができる。
  ① 第1心音（Ⅰ音）は心室収縮初期（緊張期）に聞こえ、心室が急激に収縮する際に血液が心室壁に擦れる音と僧帽弁、三尖弁が閉鎖する音が主な音源である。
  ② 第2心音（Ⅱ音）は心室拡張期の始まりに聞こえ、大動脈弁の閉鎖とそれに引き続く肺動脈弁閉鎖が主な音源である。
- 心音以外に心雑音が聞こえる場合があり、これは血流障害による音で、多くの場合は病的なものである。

5．心機能

□1分間あたりの拍動数を心拍数という。

- 成人では約60〜80回／分であるが、新生児（130〜145回／分）や乳児（110〜130回／分）は成人に比べて心拍数が多い。

□ **1回の収縮で心室から送り出される血液量を1回拍出量という。**

- 成人では約70mL である。
- 交感神経刺激、カテコールアミンやジギタリス投与などにより1回拍出量は増える。
- 生理的な範囲内であれば、流入量（拡張期末の血液量）が増すと心臓の収縮力が増大して血液を押し出すことができる、すなわち心臓の1回拍出量は流入量によって決まる。これを"スターリングの法則"という。

□ **心拍出量（分時拍出量）は1回拍出量に心拍数を掛けたものである。**

- 安静時の心拍出量は成人で約5L／分である。
- 運動時には1回拍出量も心拍数も増えるので、心拍出量は増加する。

□ **心臓は交感神経（心臓神経）と副交感神経（迷走神経の心臓枝）の二重支配を受けている。**

- 交感神経は心拍数を増し、また収縮力を高める。
- 副交感（迷走）神経は心拍数を減少し、収縮力を低下させる。

B　循環

1. 血圧

□ **血圧は血液が血管壁に及ぼす力（圧力）であり、mmHg（水銀柱）で表す。**

- 臨床的に単に「血圧」というと動脈血圧を指す。

□ **動脈では収縮期血圧と拡張期血圧が得られる。→ 図4　大動脈圧**

- 収縮期血圧と拡張期血圧の差を脈圧という。
  例 上腕動脈での収縮期血圧が120mmHg、拡張期血圧が80mmHg の場合の脈圧は40mmHg である。

□ **血圧の高低は主として①心拍出量、②血液量、③総末梢血管抵抗で決まる。→ 表1**

- 心拍出量が増加すると収縮期血圧、拡張期血圧はともに増大するが、収縮期血圧の増大が大きいので脈圧は大きくなる。
- 出血などで血液量が減少すると、出血の程度に応じて血圧は低下する。
- 末梢循環系の血流に対する抵抗（末梢抵抗）の50％以上は細動脈の収縮・拡張による。
- 末梢血管抵抗が増すと拡張期血圧が増大する。この場合、収縮期血圧も増大するが、その程度は拡張期血圧の増大よりも小さいので脈圧は減少する。
- 拡張期血圧を生み出している大血管の弾性が低下（大動脈硬化）すると、収縮期血圧は増大するものの拡張期血圧が低下するので脈圧は著しく増大する。

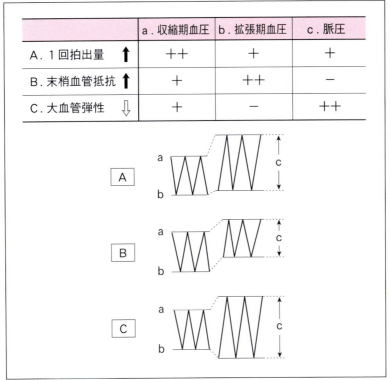

表1　1回拍出量、末梢血管抵抗、大動脈弾性変化による血圧変化

2．血管運動

□血管の内径が急に変化することを血管運動という。

□血管運動の神経性調節の主役は交感神経であり、その中枢は延髄にある。

- 小動脈などの末梢血管を収縮させる神経線維（血管収縮線維）はアドレナリン作動性の交感神経であり、この線維には常に一定の持続的な放電（緊張性放電）が認められる。このため、緊張性放電頻度が減少すると、結果として、血管拡張が生じる。
- この持続的な緊張性放電を生み出す機構が存在する部位を「血管運動中枢」と呼び、「心臓中枢」と密接に機能連絡しているので、2つを合わせて「心臓血管中枢」と呼ぶ場合がある。どちらの中枢も"延髄"にある。
- 膵臓や外生殖器などの血管拡張には副交感神経性血管拡張線維が、また骨格筋の血管拡張には交感神経系血管拡張線維がかかわるが、これらの線維には緊張性放電は認められない。

□血管平滑筋の液性調節には血管収縮物質と血管拡張物質が関与する。

- **血管収縮物質**
  ① アドレナリン（副腎髄質ホルモン）およびノルアドレナリン（交感神経節前線維終末から放出）

② アンギオテンシンⅡ（ノルアドレナリンの約5倍強力な血管収縮物質）
③ バソプレッシン（血管平滑筋収縮作用と腎での水の再吸収促進）
④ エンドセリン（血管伸展、低酸素→血管内皮細胞から分泌して近傍の血管平滑筋収縮）
など。

- **血管拡張物質**
  ① 一酸化窒素：NO（アセチルコリン→血管内皮細胞内でアルギニンからNOが合成され、拡散で血管平滑筋内に入り細胞内 cGMP を増加して弛緩させる）
  ② 心房性ナトリウム（Na）利尿ペプチド：ANP（血管拡張と腎からの Na 排泄促進）
  など。

  ☆ また、二酸化炭素、乳酸、pHの低下、カリウム、温度の上昇は血管を拡張し、さらに炎症時に放出されるヒスタミン、ブラジキニン、セロトニンなども血管を拡張する。

3．循環調節

□**血圧が上昇すると、動脈圧受容器反射によって血圧が下がり、自動的に血圧を元のレベルに戻す。→ 図 5**

・動脈血圧が上昇すると、大動脈弓、頸動脈、頸動脈洞などにある動脈圧受容器（→ 図 6、別名：高圧受容器）が興奮してインパルス数が増加し、これが迷走神経、舌咽神経を介して中枢神経に入力して、

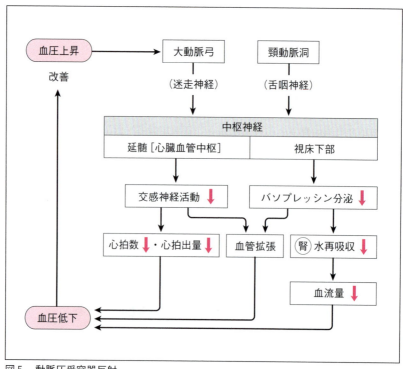

図 5　動脈圧受容器反射

延髄網様体にある心臓血管中枢の血圧昇圧部（吻側延髄腹外側部：交感神経活動と密接に関係する）を反射的に抑制する。その結果、心臓交感神経活動が抑制されて、心拍数低下、心拍出量減少および血管拡張が生じて血圧は低下する。

・また、中枢神経に入力した動脈圧受容器からの求心性信号の一部は、視床下部のバソプレッシン産生ニューロンの活動を低下させ、腎臓での水の再吸収量を減らして循環血液量を減少させる。これによっても血圧は低下する。

・血圧が低下した場合はこれらとは逆のことが起こる。

□ **血液量が増えると心肺部圧受容器（別名：低圧受容器）からのインパルス数が増大して心肺部圧受容器反射が起こり、主にバソプレッシンの分泌が抑制されて血液量の減少と血管拡張が起こる。**

・大静脈－右心房接合部および肺静脈－左心房接合部には心肺部圧受容器（心房圧受容器）が多く存在し、これらの部位が血液量の増加で伸展するとインパルス数が増え、心臓迷走神経の求心性線維を介して中枢神経に入力して、心肺部圧受容器反射が生じる。

・心房が伸展すると、心肺部受容器反射とともに、"心房性ナトリウム（Na）利尿ペプチド"の分泌が起こり、腎臓からのナトリウム排泄と血管拡張が起こる。

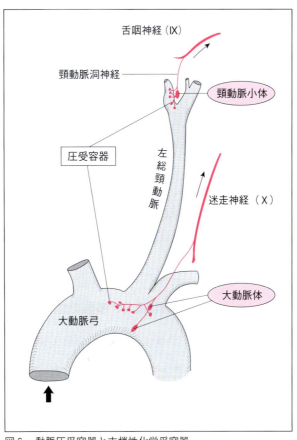

図6　動脈圧受容器と末梢性化学受容器
　　（左総頸動脈のみを示してある）

□動脈のO₂分圧が低下すると、動脈（末梢）化学受容器である頸動脈小体と大動脈体（→ 図6参照）が刺激されて呼吸が促進される（→ 50ページ、図5参照）が、このとき、心臓血管中枢も同時に刺激され、心拍数と心拍出量が増加する。

□起立時に生じる循環系の適応現象を体位血圧反射という。

・臥位から急に立位を取ると、血液は下半身の静脈系に滞留して心臓に環流する血液量が減少する。このため、一過性に心拍出量が減少して血圧は低下するが、動脈圧受容器からのインパルス数が減少して反射性に心臓交感神経活動が増加し、この結果、血管が収縮して総末梢抵抗が増大し、また心拍数も増加して血圧の正常化が起こる。→ 図7

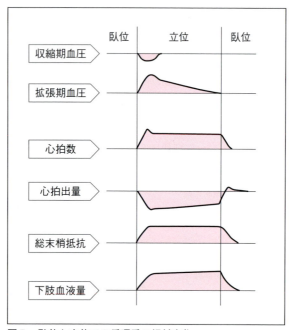

図7　臥位と立位での循環系の相対変化

4．静脈系

□静脈系はコンプライアンス（伸展性）が非常に高く、多量の血液をためることができる。

・全血液量のおよそ75％は静脈系に存在している。そのため静脈系を容量血管と呼ぶ場合がある。

□血液が静脈系を介して心臓に戻ってくることを静脈環流と呼び、この環流には、
　① 右心房内圧と静脈圧との圧差
　② 筋肉ポンプ作用
　③ 呼吸ポンプ作用
　などの力が関係している。

- **筋肉ポンプ**：骨格筋が収縮する際、近傍の静脈血管を圧迫することによって血管内の静脈血は押し進められる。静脈内には所々に静脈弁があって、静脈血の逆流を防いでいる。このために、骨格筋の収縮の際に押し進められた静脈血は次第に心臓へと送られていく。これを筋肉（骨格筋）ポンプ作用という。
- **呼吸ポンプ**：吸気時と呼気時の胸腔内陰圧の変化は、胸腔内を通っている壁の薄い大静脈に影響を及ぼして、大静脈圧を変化させて静脈環流を助けている。特に深吸息では陰圧が著しく高まるために、右心房へ環流する血液量が増大する。

5．血液循環

□ **安静時の心拍出量は約5,000mL／分（5L）である。**

□ **各臓器の血流量を比較する場合、組織100g当たり1分間の血液量で比較する。**

- 安静時の血流量が最も多い臓器は腎臓で、約400mL／分／100g重組織である。
- 安静時の心臓の血流量は約80mL／分／100g重組織、脳の血流量は約50〜60mL／分／100g重組織である。

□ **臓器全体での血流量は、肝臓が最も多く1,500mL／分、腎臓は次に多く1,260mL／分である。**

6．脈拍

□ **脈拍は心臓の拍動ごとに血管壁を末梢動脈まで伝わる波動であり、拍出された血液によって起こるものではない。**

- 撓骨動脈での脈拍の伝わる速度は7〜10m／秒の速さを持つ。
- 脈拍は浅在性の動脈で触れることができる。

練習問題

1．心臓について正しいのはどれか、3つ選びなさい。

(1) 血液は心室から心臓外へ送り出される。

(2) 拍動のリズムは洞結節によって歩調取りされる。

(3) 固有心筋は強縮する。

(4) 大静脈－右心房間の弁は大静脈弁である。

(5) 1回拍出量は60〜80mL である。

2．心電図について誤っているのはどれか。

a　1心拍ごとに10個の波が1組として出現する。

b　最初の低い波をP波という。

c　QRS波は心室筋の興奮を表現する。

d　若年者では呼吸によりリズムが乱れやすい。

e　心筋障害ではSTが基線から変異する。

3．心電図が示すのはどれか。3つ選びなさい。

(1) 心拍出量

(2) 電気軸

(3) 心拍数

(4) 心筋活動時間

(5) 心筋収縮高

4．正しいのはどれか。3つ選びなさい。

(1) 心室の収縮開始期に聞こえる第1心音の音源は、大動脈弁や肺動脈弁が閉まる音である。

(2) 迷走神経を刺激すると心拍数は減少する。

(3) 末梢血管抵抗が増すと収縮期血圧、拡張期血圧ともに上昇するが、拡張期血圧の上昇のほうが大きい。

(4) 頸動脈洞の圧受容器が刺激されると、反射性に血圧は低下する。

(5) 大動脈や動脈では、心臓の収縮期と拡張期に合わせて血圧変動が見られ、この変動が浅在性動脈で触れたものが脈拍である。

解　答

(1) 正しい。

(2) 正しい。

(3) 心筋は常に単収縮する。

(4) この部位に弁は存在しない。

(5) 成人では約70mLである。正しい。

(91, A-16)　1．正解：(1)、(2)、(5)

a　通常の場合、1心拍にP波、QRS群、T波の3つの波が出現する。→図4 (p35) 参照

b　正しい。

c　正しい。

d　吸気時に迷走神経活動が抑制されて心拍数が多くなり、呼気時には逆に遅くなる。これを呼吸性
不整脈といい、若年者に多く認められる。正しい。

e　ST間は通常基線上にあるが、心筋梗塞初期にはST上昇が認められ、狭心症発作時にはST低下
が認められる場合がある。

(86, A-40)　2．正解：a

(1) 心電図は心臓の電気現象を記録したもので、心拍出量そのものは示さない。

(2)〔第Ⅰ誘導（右腕－左腕）の電位＋第Ⅲ誘導（左足－左手）の電位＝第Ⅱ誘導（左足－右手）の
電位〕という関係（アイントーベンの法則）に基づいて、心臓の起電力を表す心ベクトル（E）
を求めることができる。正常の場合、心ベクトルは右下を向く。

(3) R-R間隔から心拍数を求めることができる。

(4) 例えば、Q-T間隔を計ることで心室収縮時間を知ることができる。

(5) 心電図は収縮高は示さない。

(94, A-2)　3．正解：(2)、(3)、(4)

(1) 第1心音の主な音源は、心室収縮初期に血液が擦れる音と、僧帽弁と三尖弁が勢いよく閉まる音
である。

(2) 迷走神経心臓枝（副交感神経）を刺激すると心拍数は減少し、収縮力も低下する。正しい。

(3) この結果、脈圧は減少する。正しい。

(4) 正しい。→本文「動脈圧受容器反射」の項（p38）を参照

(5) 脈拍は心臓収縮時の振動が動脈壁を伝わって触れるもので、血液による血管壁の押し上げによる
ものではない。

4．正解：(2)、(3)、(4)

5．立位から仰臥位へ体位を変えた場合の生理的変化で正しいのはどれか。2つ選びなさい。

（1）心拍出量の増加

（2）心拍数の減少

（3）末梢血管抵抗の増加

（4）肺活量の増加

（5）下肢血液量の増加

6．安静時の血液循環について正しいのはどれか。

a　組織重量当たりの血液量は肝臓が最も多い。

b　心臓の一回拍出量は静脈還流量に依存する。

c　血流速度は毛細血管が最も速い。

d　コンプライアンスは静脈より動脈が大きい。

e　左心室内圧の変動幅は大動脈の脈圧に等しい。

（1）立位から仰臥位を取ると、下肢に滞留していた静脈血が心臓に環流するので心拍出量は増加する。正しい。

（2）心拍出量の増大で、動脈圧受容器反射が起こり、心拍数の減少が生じる。正しい。

（3）またこの反射により、血管拡張が生じて血管抵抗が減少する。

（4）肺活量は体位変化で明瞭な影響を受けないが、一般に、立位から仰臥位に体位を変えると肺活量が減少する（阿部正和著：看護生理学．10章　体位変換の生理－D肺の容量と体位、p181、メヂカルフレンド社より）といわれている。

（5）下肢に滞留していた静脈血が全身に分布するので、下肢の血液量は減少する。

（87, A-12 一部変更：選択肢（5）を追加）　5．正解：（1）、（2）

a　組織重量当たりの血液量は腎臓が最も多い。肝臓は 57.7mL ／分／ 100g 重組織。

b　還流量が増えると一回拍出量が増大する。正しい。

c　血流速度は、毛細血管では総断面積が著しく大きいので最も遅く、約0.3〜0.5mm／秒である。大動脈での平均血流速度は約50cm／秒である。

d　動脈に比べて静脈のコンプライアンスは大きい。

e　拡張期の大動脈圧は80mmHg位の圧を維持するが、左心室内圧は10mmHg以下まで低下する。したがって、左心室内圧の変動幅は脈圧に比べて著しく大きい。→ 図4（p35）参照

（94, A-5）　6．正解：b

3　心臓および循環

45

4　呼吸

1．呼吸運動

□**呼吸には外呼吸と内呼吸がある。**

・外呼吸（肺呼吸）は呼吸器系によって行われ、肺に吸い込まれた空気は肺胞で血液中に酸素を与えるとともに、血液中の二酸化炭素を受け取る。

・血液によって運ばれてきた酸素は、毛細血管内から間質液に移り細胞に達する。また、代謝によって作り出された二酸化炭素は間質液を経て毛細血管内の血液中に入る。この組織内で行われるガス交換を内呼吸という。

□**呼吸運動は、吸息（息を吸う）と呼息（息を吐く）を交互に行うための胸郭の拡張と収縮による運動で、これによって肺の換気が行われる。→ 図1**

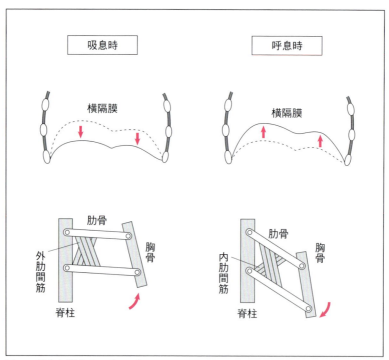

図1　吸息と呼息のメカニズム

・吸息運動は、
　① 横隔膜の収縮による胸腔底の下降
　② 外肋間筋収縮による肋骨の引き上げ
によって胸郭内容積が拡大し、胸腔内陰圧が増大して肺がより一層拡がることで生じる（吸息の約60％は横隔膜の運動によるといわれている）。

46

- 呼息運動は、通常の場合には受動的に行われ、
  ① 横隔膜の弛緩
  ② 外肋間筋の弛緩
  ③ 肺の弾性による収縮

  によって、胸郭が狭くなり肺の中の空気が吐き出される。
  しかしながら、より強く呼息する場合には、
  ④ 内肋間筋（外肋間筋と拮抗する）の収縮による肋骨のさらなる引き下げ
  ⑤ 腹壁筋の収縮による横隔膜の押し上げ

  で胸郭をより一層狭くすることで、強い呼息が行われる。

□ **胸腔内圧（胸膜腔内圧）は常に陰圧に保たれている。**

- 胸腔内圧は吸息時には－5～－9 mmHg、呼息時には－6～－3 mmHg である。

□ **肺のコンプライアンスは肺の膨らみやすさ（伸展性）を示す指標である。**

- 間質性肺炎の終末像である肺線維症（線維性組織が増殖して肺が萎縮する）ではコンプライアンスは減少する。
- 中年過ぎの男性に多い肺気腫では、弾性のある肺胞壁が破壊され、大きな空洞ができるためコンプライアンスは増大する。

2．肺気量

□ **肺の中に含まれる空気の量を肺気量と呼ぶ。また、肺の呼吸気量を測定したものがスパイログラム（→図2）で、これを基にして肺の機能的な変化を知ることができる。**

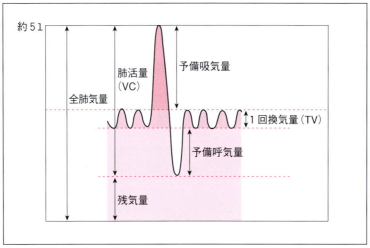

図2　肺気量

- ・1回換気量：安静時の1回の呼吸周期毎に吸入あるいは呼出される量
- ・予備吸気量：安静時の呼吸より余分に吸い込むことのできる量
- ・予備呼気量：安静時の呼吸より余分に吐き出すことのできる量
- ・残気量　　：最大に吐き出してもなお肺の中に残っている量

□ **肺活量は最大に吸気した後、最大に吐き出すことのできる量で以下の式が成り立つ。**

　　　① 肺活量＝1回換気量＋予備吸気量＋予備呼気量
　　　② 肺活量＝全肺気量－残気量

□ **1回の換気でも、吸入された空気の一部は気道内に留まって肺胞には達しない。このガス交換に参加しない空気が留まっている場所を死腔という。**

- ・解剖学的死腔とは鼻腔から肺胞直前までの気道の容積で、呼吸系の全容量－肺胞容量で表される。
- ・生理学的死腔とは、解剖学的死腔に実際にガス交換を行っていない肺胞容積（肺胞死腔）を加えたものである。
- ・死腔量は約150mLである。

□ **実際にガス交換される肺胞換気量は、「1回換気量 ― 死腔量」で表される。**

　例 1回換気量を450mL、死腔量を150mLとすると、肺胞換気量は300mLである。

3．ガス交換

□ **混合ガスの圧力を、混合ガスを構成する各成分の濃度に比例して分配したものが各成分の分圧である。**

　例 肺胞気の圧は外気圧と同じ760mmHgであるが、水蒸気は飽和しているので水の分圧47mmHgを引いた残りの713mmHgが肺胞気のガス圧である。肺胞気には酸素が14％、二酸化炭素が5.6％含まれているので、
　　　　　　肺胞気のO_2分圧は、713 × 14/100 ≒ 100mmHg
　　　　　　またCO_2分圧は、　713 × 5.6/100 ≒ 40mmHg　となる。

□ **外呼吸および内呼吸でのガス交換は拡散現象によって行われる。すなわち、ガスは分圧の高い方から低い方へ平衡に達するまで移動する。→ 図3**

- ・肺胞でのガス交換（外呼吸 → 図3上）では、O_2は分圧の高い肺胞気中から肺毛細血管壁を通って分圧の低い静脈血中に入り、CO_2は逆に分圧の高い静脈血中から肺胞内に移動する。この結果、血液は動脈血となる（→ 図3、①赤矢印）。
- ・末梢に送られた動脈血と組織とのガス交換（内呼吸 → 図3下）では、O_2は分圧の高い動脈血中から組織側に、またCO_2は分圧の高い組織側から血液内に組織液および毛細血管壁を通って移動する。この結果、血液は再び静脈血となり肺に送られる（→ 図3、②黒矢印）。
- ・肺でのガス交換におけるCO_2の拡散能はO_2の25倍大きい。

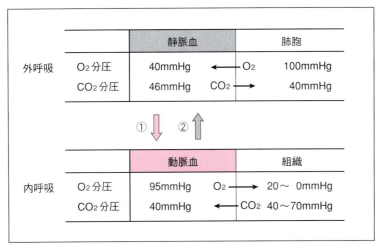

図3　外呼吸、内呼吸でのガス交換

□ ヘモグロビン（Hg）の酸素飽和度（血中の何％のHgがO_2と結合しているか）はO_2分圧によって決まり、動脈血中（O_2分圧100mmHg）では98％、静脈血中（O_2分圧40mmHg）では75％である。

□ 組織でできたCO_2は血中に入った後、
　① 約7％が遊離CO_2として溶解して
　② 約20～25％がHbや血漿タンパクと結合して
　③ 残りの大部分がHCO_3^-として
肺まで運ばれる。

・血中に入ったCO_2は赤血球内に移動し、赤血球内に存在する炭酸脱水酵素によって素早く炭酸（H_2CO_3）になる。次に炭酸はH^+とHCO_3^-に解離した後、HCO_3^-は血漿中に出る。このとき血漿中のCl^-がHCO_3^-と入れ替わりに赤血球内に入る（塩素シフト）。→ 図4
　なお、赤血球内のH^+はヘモグロビンと結合して緩衝される。
・肺ではこれとは逆のことが起こり、再びCO_2として血液内から肺胞気中に拡散する。

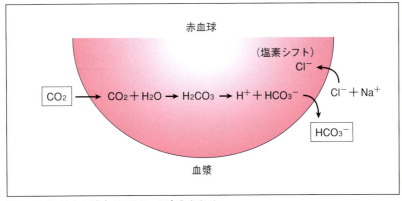

図4　CO_2は赤血球内でHCO_3^-に変えられる。

4. 呼吸調節

□呼吸中枢は延髄を中心とした脳幹の領域に存在する。

- 延髄では孤束核付近の吸息ニューロンと、疑核およびその近傍の吸息および呼息ニューロンの2つの領域に分布する。
- 橋には吸息から呼息への切り替えを行う呼吸調節中枢が存在するといわれている。
- 呼吸中枢は両側支配性であり、一側の中枢のみでも呼吸は維持される。

□呼吸中枢を発した信号は横隔神経を介して横隔膜へ、また肋間神経を介して肋間筋へ行く。

- 横隔膜を支配する横隔神経は頸髄から出る。
- 肋間筋を支配する肋間神経は胸髄から出る。

□呼吸の自動調節に関わる化学受容器には、末梢（動脈）化学受容器と中枢化学受容器がある。
→ 図5

- 末梢化学受容器には頸動脈小体と大動脈体がある。（循環 → 図5参照）
- 末梢化学受容器は、主に動脈血の"O_2分圧の低下"を検出してその情報を延髄の呼吸中枢に伝え、呼吸を促進させる。また、CO_2分圧の上昇とpHの低下にも応答するが、これらの低下の検出能力は中枢化学受容器のほうが高い。

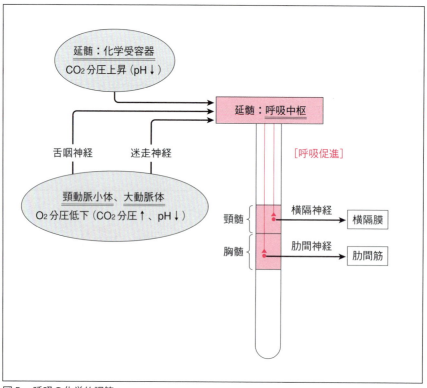

図5　呼吸の化学的調節

・延髄の腹側表面には中枢化学受容器が存在する。この受容器は脳脊髄液中のH^+を検出しているが、髄液中のH^+の変化は動脈中のCO_2分圧の変化と連動しているので、実際には、動脈中のCO_2分圧を検出している。

・中枢化学受容器は、動脈血の"CO_2分圧の上昇"をいち早く検出して呼吸を促進させる。

□ **新生児の呼吸調節にはヘーリング・ブロイエル反射が重要であるといわれている。**

・この反射は、吸息によって肺が伸展すると、気管支の平滑筋中に存在する肺伸展受容器が興奮して、そこからのインパルスが迷走神経を介して呼吸中枢に入力し、反射性に吸息相が抑制され、また呼息相が延長する。すなわち吸息から呼息への切り替えが起こる。

□ **気管や気管支の刺激受容体、また鼻腔、咽頭、喉頭などに存在する受容器が刺激されると咳やくしゃみが起こる。**

□ **情動に伴う呼吸の変化や、匂いを嗅ぐときの無意識の吸息行動などは、大脳から呼吸中枢へ下行性信号が入力して引き起こされる（大脳皮質性呼吸支配）。**

練習問題

1．正しいのはどれか。2つ選びなさい。

（1）外肋間筋の収縮は呼息運動にかかわる。

（2）横隔膜は平滑筋でできている。

（3）横隔膜が収縮すると胸腔底が下がる。

（4）胸腔内は吸息時には陰圧であるが、呼息時には陽圧になる。

（5）右肺は3葉、左肺は2葉からなる。

2．正しいのはどれか。3つ選びなさい。

（1）1回換気量は、安静時に吸息あるいは呼息する量である。

（2）1回換気量から残気量を引いたものが肺胞換気量である。

（3）肺活量は1回換気量に予備吸気量を加えたものである。

（4）残気量とは最大呼気終末時にまだ肺に残っているガスの量である。

（5）全肺気量から残気量を引くと肺活量になる。

3．1分間程度呼吸を止めた場合に見られる現象として正しいのはどれか。

a　血液のpHが高くなる。

b　血圧が低下する。

c　大動脈体からの求心性インパルスの数が増加する。

d　頸洞脈洞からの求心性インパルスの数が減少する。

e　延髄の呼息ニューロンの活動が低下する。

解 答

（1）外肋間筋が収縮すると肋骨が引き上げられ、胸郭の厚みが増して胸郭内容積が拡大し、胸腔内の陰圧が大きくなり、吸息が起こる。

（2）横隔膜は骨格筋でできており、中央部は腱膜（腱中心）となっている。また横隔膜には以下の3つの孔がある。

①大動脈裂孔（大動脈、胸管が通る）

②食道裂孔（食道、迷走神経幹が通る）

③大静脈孔（下大静脈が通る）

（3）横隔膜が収縮すると胸腔底が下がり、胸郭内容積が拡大して陰圧が増し、吸息が起こる。正しい。

（4）胸膜腔内は常に陰圧を保つ。吸息時には陰圧の程度が大きくなる。

（5）右肺は3葉、左肺は2葉からなり、右肺は左肺よりも若干大きい。このため左・右気管支が肺門に入ると、右気管支は3本の葉気管支に、左気管支は2本の葉気管支に分かれる。正しい。

1．正解：(3)、(5)

→ 図2　肺気量（p47）を参照

（1）正しい。

（2）1回換気量から死腔量を引いたものが肺胞換気量

（3）肺活量＝1回換気量＋予備吸気量＋予備呼気量

（4）正しい。

（5）正しい。

2．正解：(1)、(4)、(5)

---

a　呼吸性アシドーシスに傾くのでpHは低下する。

b　呼吸を停止していると動脈のO_2分圧が低下し、末梢化学受容器を刺激し、ここからの求心性インパルスによって呼吸中枢とともに心臓血管中枢も刺激され、心拍数や心拍出量が増えるため血圧は上昇する。

c　上のbの解説、および本文中の図5（p50）を参照すること。正しい。

d　血圧が上昇するので頸動脈洞からの求心性インパルス数は増加する。

e　吸息位のまま呼吸を止めているのであれば、吸息ニューロン活動は低下することはない。

(84, A-4)　3．正解：c

4
呼
吸

53

4．正しいのはどれか。 3つ選びなさい。

(1) 延髄にある中枢化学受容器は、末梢受容器に比べて動脈血の CO_2 分圧上昇に対する感度が高い。

(2) 血液の pH の低下は呼吸を促進する。

(3) 動脈血の O_2 分圧の低下は、主に中枢化学受容器が脳底動脈血中の O_2 分圧低下を検出することでなされている。

(4) 血液中の CO_2 の大部分はガスのまま血液に溶け込んで肺まで運ばれる。

(5) 赤血球での HCO_3^- の生成には、赤血球内の炭酸脱水酵素の働きがかかわっている。

4
呼吸

(1) 通常、血中のCO_2分圧の変化をいち早く検出しているのは延髄にある中枢化学受容器である。正しい。

(2) 正しい。

(3) O_2分圧低下は末梢化学受容器（頸動脈小体、大動脈体）が検出する。

(4) 大部分がHCO_3^-として運ばれていく。

(5) 赤血球に入ったCO_2は、赤血球に存在する炭酸脱水酵素の働きで素早く水と水和反応を起こして炭酸となり、炭酸はH^+とHCO_3^-に解離する。このHCO_3^-が血漿中に出て肺まで運ばれていく。正しい。→ 図4（p49）参照

4．正解：(1)、(2)、(5)

5　消化および吸収

◎消化の最初の過程である"咀嚼と唾液分泌"および"嚥下"については、口腔生理学で詳しく記述するので、この章では食道から先の消化器系（→ 図1）の機能について述べる。

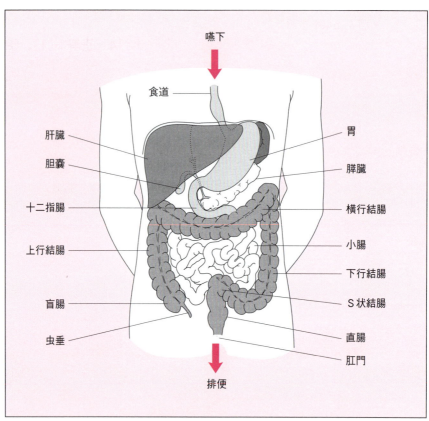

図1　消化器系（ただし口腔、咽頭、食道上部は除く）

1．胃

□ **胃は嚥下した食物をいったん貯蔵するとともに、胃液と混和して粥状にして、順次、十二指腸へ送り出している。**

・胃の入口の噴門は、第11胸椎の左側に位置し、これより上の部分を胃底という。胃底より下の胃体は、幽門洞（前庭）さらに十二指腸への出口である幽門（第1腰椎の右側に位置する）へと続く。
・胃の壁は、外側から縦走、輪状、斜走の3層の平滑筋からなる。
・胃の内面は粘膜で覆われ、粘膜層には多数の胃液を分泌する管状腺が存在する。

□ 胃に食物がたまってくると、胃体部中央から輪状筋の収縮によるくびれが起こり、くびれは10
　〜30秒で幽門部に達する。これが胃の蠕動運動である。

・胃の蠕動運動は、1分間に3〜4回の頻度で起こる。
・蠕動運動により内容物が胃液と混和して粥状（糜粥）になると胃の内圧が高まり、蠕動波が幽門部に
　達するたびに、内容物は少しずつ十二指腸に送り込まれていく。
・食物が胃に留まっている時間（胃内停滞時間）は脂肪が最も長く、タンパク質、炭水化物の順に短くな
　る。
・胃に内容物が存在しない空胃の状態でも強い蠕動が起こり、これを飢餓収縮、あるいは空腹収縮とい
　う。空腹時にお腹が鳴るのはこのためである。

□ 胃の蠕動運動は、①神経性調節と②消化管ホルモンによる体液性調節とでコントロールされて
　いる。

① 神経性調節
・迷走神経（副交感神経）刺激で亢進し、交感神経刺激で抑制される。
・インスリンは迷走神経を介して胃の運動と胃液分泌を促進する。
・十二指腸壁や空腸壁が内容物によって伸展されると、反射性に胃の運動が抑制される。これを腸胃反射
　という。

② 体液性調節
・十二指腸粘膜に脂肪や酸性液が触れると、消化管ホルモンの1つである“エンテロガストロン”が生
　成・内分泌され、血行を介して胃に達すると胃の運動および胃液分泌を抑制する。
・十二指腸粘膜にアルカリ性の内容物（腸液や膵液は弱アルカリ性で、胃から送られてきた酸性の内容物
　をアルカリ性にして、腸液や膵液中の消化酵素が働きやすいようにする）が触れると、消化管ホルモン
　の“モチリン”が産生・内分泌され、胃の運動を促進させる。

□ 胃底や胃体に分布する固有胃腺（胃底腺あるいは単に胃腺と呼ばれる）には3種の細胞があり、
　主細胞からはペプシノーゲンが、壁細胞からは塩酸（胃酸）が、副細胞からは胃粘液が分泌さ
　れる。また、噴門部にある噴門腺からは粘液が、幽門部にある幽門腺からは粘液とペプシノー
　ゲンが分泌される。→ 表1

胃腺	存在部位	細胞	分泌物
噴門腺	噴門部	副細胞	粘液
胃底腺 （固有胃腺）	胃底部および胃体部	主細胞 壁細胞 副細胞	ペプシノーゲン 塩酸 粘液
幽門腺	幽門部	副細胞 （ペプシノーゲン分泌細胞）	粘液 （ペプシノーゲン）

表1　胃腺の種類

5
消化および吸収

□ 胃液分泌調節には①神経性調節と②消化管ホルモンによる体液性調節があるが、分泌相は脳相、胃相および腸相の3相に分けられる。→ 表2

分泌相		刺激	効果	
脳相	条件反射	食物の連想など	（迷走神経）→	消化酵素・HClに富む胃液分泌
	無条件反射	味覚・機械的刺激		
胃相	無条件反射	胃壁の機械的刺激	（血流）→	HClに富む胃液分泌
	体液性	タンパク性消化物 ↓ 幽門部粘膜 ➡ ［ガストリン］		
腸相	無条件反射	十二指腸粘膜機械刺激	（迷走）→	胃液分泌
	体液性	脂肪性消化物 ↓ 十二指腸粘膜 ➡ ［エンテロガストロン］➡	（血流）→	胃液分泌抑制 胃運動抑制

表2 胃液分泌調節
注：エンテロガストロンは胃液分泌抑制ホルモン（GIP、CCK、セレクチンなど）の総称

・脳相では、食物を連想したり、見たり、匂いを嗅いだりしただけで胃液が分泌される「条件反射による胃液分泌」と、実際に食べ物を口腔内で味わったり、咀嚼したりしたときに反射性に分泌される「無条件反射による胃液分泌」があり、どちらの場合も迷走神経を介する神経性調節である。この脳相で分泌される胃液は消化酵素や塩酸（胃酸）に富む。
・胃相では、①食塊による胃壁の伸展で起こる反射性胃液分泌（神経性調節）とともに、②タンパク質性の消化物が幽門部粘膜に触れて消化管ホルモンである"ガストリン"が生成・内分泌され、胃腺に作用して塩酸に富む胃液が分泌される体液性調節が行われる。
・腸相では、①内容物が十二指腸粘膜を機械刺激して反射性に胃液が分泌される神経性調節とともに、②脂肪性の消化物が十二指腸粘膜に触れて"エンテロガストロン"が生成・内分泌され、胃の運動および胃液分泌を抑制する。

□ 胃液は1日あたり約2,000mL分泌され、pHは1.0〜1.5である。

・胃液中のペプシノーゲンは、胃液に含まれる塩酸によって活性化されペプシンとなり、タンパクをペプトンとポリペプチドに分解する。
・胃液中の塩酸はペプシンのタンパク消化作用に不可欠であるとともに、食物とともに入ってきた細菌やウイルスを殺す殺菌作用を持つ。
・胃液中の粘液は胃粘膜を塩酸やペプシンから保護する働きがある。
・胃液中にはリパーゼも少量存在する。

2．小腸

□ 小腸は、約25cmの長さの十二指腸、それに続く小腸全体の約2/5を占める空腸、そして約3/5を占める回腸から成り、空腸と回腸には腸間膜が存在する。

- 小腸内面には、多数の粘膜でできた輪状ヒダがあり、またその粘膜表面には約1mmの絨毛が無数に存在して粘膜の表面積を拡大し、吸収するための面積を大きくしている。
- 小腸の粘膜下組織には、マイスネル神経叢が存在し、局所性反射による腸液分泌にかかわっている。
- 平滑筋から成る小腸の筋層は、縦走筋（外側）と輪状筋（内側）の2層からなる。また2つの筋層間にはアウエルバッハ神経叢が存在し、腸管の運動にかかわっている。

□ 小腸では、蠕動運動、分節運動、振子運動が認められる。→ 図2

- これらの運動は基本的には腸管自身に備わった筋原性の運動であるが、自律神経調節を受けており、迷走神経（副交感神経）によって促進が、また交感神経によって抑制が生じる。
- 蠕動運動は輪状筋によるくびれが肛門側に向かって移動する運動で、これにより内容物が大腸方向へ移動していく。
- 分節運動と振子運動は、ともに腸管壁の局所的な部分が交互に収縮と弛緩を繰り返して内容物と消化液を混合する運動であるが、分節運動は輪状筋の、また振子運動は縦走筋の収縮によって生じる。
- 小腸の絨毛自身も粘膜筋板の収縮によって固有運動を行っており、内容物との接触を積極的に行って吸収効率を高めている。

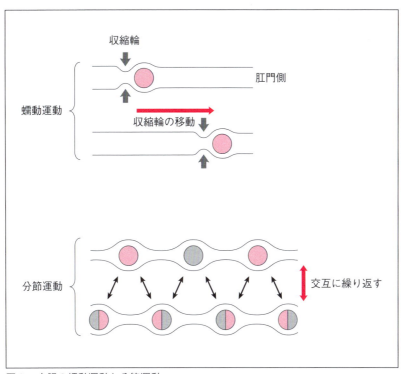

図2　小腸の蠕動運動と分節運動

□ **十二指腸には膵液や胆汁が注ぎこむ。**

・十二指腸下行部の中央（幽門から約10cmの距離）にはファーター乳頭（大十二指腸乳頭）があり、総胆管と主膵管が合流して開口する。またこの部位にはオッディ括約筋があり、通常は収縮している。
→ 図3

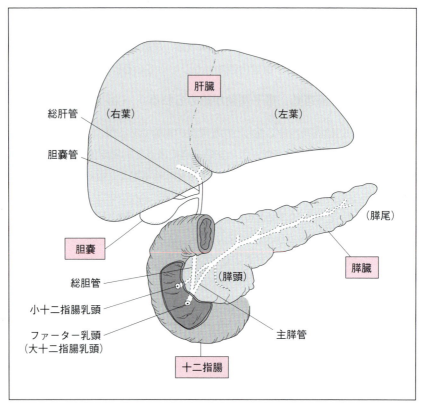

図3　肝臓、膵臓、十二指腸および胆汁、膵液の通路（胃は除いてある）

□ **膵液は1日あたり約1,000〜1,500mL分泌される弱アルカリ性の消化液でHCO₃⁻を多量に含む。**

・膵液には三大栄養素に対応する以下の消化酵素が含まれて分泌される。
① **トリプシノーゲン、キモトリプシノーゲン、プロカルボキシペプチダーゼ：**
　トリプシノーゲンは腸液中のエンテロキナーゼで活性型の"トリプシン"となり、トリプシンはキモトリプシノーゲンをキモトリプシンに、またプロカルボキシペプチダーゼをカルボキシペプチダーゼに活性化する。トリプシンとキモトリプシンはタンパク分子をポリペプチドに分解し、カルボキシペプチダーゼはさらにそれをアミノ酸に分解する。
② **膵アミラーゼ（アミロプシン）：** デンプンを麦芽糖（マルトース）に分解する。

③ 膵リパーゼ (ステアプシン)：トリグリセリド (中性脂肪) を脂肪酸とモノグリセリドに分解する。
④ 核酸分解酵素

□ 膵液の分泌調節には①神経性調節と②体液性調節がある。→ 表3

分泌相		刺激	効果
脳相	条件反射	食物の連想など	(迷走神経) → 消化酵素の多い膵液分泌 (量は少ない)
	無条件反射	味覚・機械的刺激	
胃相	無条件反射	食塊による胃壁伸展	
腸相	体液性	酸性糜粥 ↓ 十二指腸粘膜 → [セクレチン]	(血流) → HCO₃⁻の多い漿液性の多量の膵液分泌
		消化物 ↓ 十二指腸粘膜 → [コレチストキニンーパンクレオザイミン]	(血流) → 消化酵素の多い膵液分泌 (量は少ない)

表3 膵液分泌調節

・ 迷走神経を介する神経性調節で分泌される膵液は、量としては少ないが消化酵素に富む膵液が分泌される。

・ 酸性の糜粥が十二指腸粘膜に触れると "セクレチン" が生成・内分泌され、HCO₃⁻の多い漿液性の膵液が多量に分泌される。また、内容物が十二指腸粘膜を刺激すると "パンクレオザイミン (コレチストキニンーパンクレオザイミン)" が生成・内分泌され、消化酵素に富む膵液を分泌する。

注意 パンクレオザイミンは胆汁分泌に関わる消化管ホルモンのコレチストキニンと同じホルモンであることから、コレチストキニンーパンクレオザイミン (CCK-PZ) と呼ばれる場合が多い。これ以降、この呼び方を用いる。

□ 胆汁は肝細胞で1日あたり200～800mL (平均500mL) 産生されているが、通常はファーター乳頭のオッディ括約筋が収縮しているため、胆汁は胆嚢管を経て胆嚢に入りそこで濃縮される。

・ 胆汁に消化酵素は含まれないが、胆汁酸は脂肪の乳化作用 (乳化することで脂肪の表面積が拡大する) を持ち、リパーゼの作用を助けている。また、胆汁酸は脂肪酸をミセル化して、脂肪酸の小腸での吸収を助けている。

・ 胆汁の分泌調節には①神経性調節と、②脂肪性消化物が十二指腸粘膜を刺激して産生内分泌される "コレチストキニンーパンクレオザイミン" による体液性調節があり、どちらの分泌調節でも、オッディ括約筋を弛緩させるとともに胆嚢を収縮させて胆汁を十二指腸内に放出させる。→ 表4

分泌相		刺激	効果
脳相	条件反射	食物の連想など	（迷走神経）→ ・胆嚢収縮 ・オッディ括約筋弛緩
	無条件反射	味覚・機械的刺激	
腸相	体液性	脂肪性消化物 ↓ 十二指腸粘膜 → ［コレチストキニン－パンクレオザイミン］	（血流）→ 十二指腸内への胆汁流入

表4　胆汁分泌調節

□**小腸の粘液細胞、ブルンネル腺、リーベルキューン腺から小腸内に分泌されている弱アルカリ性の腸液は、1日あたり1,500～3,000mL分泌される。**

・十二指腸に存在するブルンネル腺は粘液やHCO_3^-を分泌し、胃から流入してくる酸性糜粥を中和するとともに粘膜を保護している。

・絨毛間にはリーベルキューン腺（窩）があり、ここの細胞は分裂して次第に絨毛先端に移動し、やがて腸管内に剥離する。この剥離した細胞内には、タンパク分解酵素であるエレプシン、二糖類を単糖類に分解するマルターゼ、ラクターゼ、スクラーゼ、また腸リパーゼが含まれている。腸液中のマルターゼやエンテロキナーゼは、細胞成分以外の分泌液中に含まれている。

□**三大栄養素は小腸上部（十二指腸〜空腸）通過時に大部分が吸収されてしまう。**

・糖質は小腸内で二糖類に、さらに絨毛表層の微絨毛刷毛縁の膜タンパクに結合している酵素（マルターゼなど）によって単糖類に分解された後、担体と結合して細胞内に吸収される。吸収された単糖類は絨毛内の毛細血管網の血流に入り、門脈を介して肝臓に運ばれ代謝される。

・タンパク質は小腸内でジペプチドに、さらに刷毛縁の酵素（ジペプチダーゼなど）によってアミノ酸に分解された後、吸収され、絨毛内の毛細血管網の血流に入り、門脈を介して肝臓に運ばれ代謝される。

・脂肪は脂肪酸とグリセロールに分解され、脂肪酸は胆汁酸の働きでミセルとなった後に受動的に吸収される。グリセロールはそのままの形で吸収される。吸収された脂肪酸は粘膜細胞内で再びトリグリセリド（中性脂肪）に再合成されて、コレステロールやリン脂質とともにカイロミクロン（脂肪小球、直径約1μm）となった後、絨毛内の中心乳糜管（リンパ管）に移行した後、リンパの流れに乗り、胸管を経て左静脈角（左鎖骨下静脈と左内頸静脈合流部）から上大静脈系に入り、全身を循環する。

3．大腸および直腸

□**大腸は盲腸、上行結腸、横行結腸、下行結腸、S状結腸、直腸から成り、回腸から送られてきた内容物の水分を吸収して糞便を形成する。** → 図4

・小腸と大腸との移行部（回腸と盲腸の間）には内容物の逆流を防ぐ回盲弁（バウヒン弁）があり、この弁は、①蠕動波が到着する度に、②胃に食物が入ったときの反射（胃回腸反射）によって開く。

・近側結腸（横行結腸の真ん中から右半分をいう）では蠕動運動や分節運動が認められ、これらの運動に

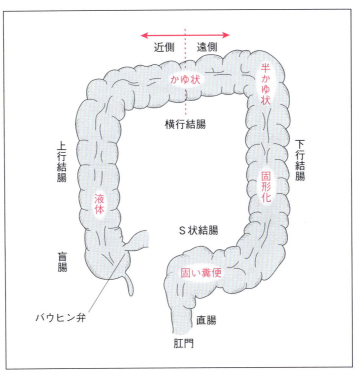

図4　大腸での便の性状

よってかなりの水分量が吸収される。遠側結腸（横行結腸の真ん中から先の左半分をいう）ではさらに水分吸収が進み、次第に固形化して糞便が形成される。
- 通常の場合、内容物はS状結腸までで、直腸内には入らない。

□ 胃に食物が入ると横行結腸からS状結腸にかけて"大蠕動"が誘発される。

- 遠側結腸は近側結腸に比べると静かで、ほとんど運動は認められないが、1日に数回、食事をとると横行結腸からS状結腸にかけて"大蠕動"が誘発される。これを"胃大腸反射"という。この大蠕動によって、内容物は直腸内に多量に入り込む。

4．排便反射

□ 胃大腸反射によって内容物が直腸内に入り、直腸内壁が伸展すると"排便反射"が誘発される。
→ 図5

- 直腸内壁が伸展されると、内壁の伸張受容器から求心性インパルスが発射され、骨盤神経中の感覚神経（求心性神経）を経て、第2〜4仙髄（排便中枢）に入る。仙髄に入ったインパルスはシナプスを介して骨盤神経中の副交感神経（遠心性神経）に乗り替わり、直腸壁の蠕動と内肛門括約筋の弛緩を起こす。これを排便反射という。なお、仙髄に入った求心性インパルスの一部は、脊髄を上行して大脳に入り便意を起こす。

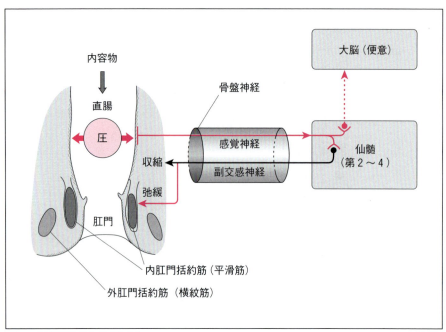

図5　肛門括約筋と排便反射

・排便時には腹筋や横隔膜を収縮させ、腹圧を高めることで排便を助けている。
・外肛門括約筋は脊髄神経（陰部神経）支配の随意筋であるので、排便反射誘発時でも自分の意志で収縮させて排便をある程度遅らせることができる。
・便意を催したときに排便を我慢することが度重なると、習慣性（直腸性）便秘になりやすい。

MEMO

練習問題

１．胃について正しいのはどれか。 ３つ選びなさい。

（1）インスリンは、交感神経を介して胃の蠕動運動を抑制する。

（2）幽門部には幽門腺、胃底には胃底腺、噴門部には噴門腺があるが胃体部には胃腺は存在しない。

（3）胃底腺の壁細胞からは塩酸が分泌される。

（4）胃底腺の主細胞から分泌されたペプシノーゲンは、胃液中の塩酸によって、ペプシンになる。

（5）副細胞から分泌される粘液は塩酸やペプシンから胃壁を保護している。

２．消化管ホルモンの正しい組み合わせはどれか。 ２つ選びなさい。

（1）ガストリン ──────── 塩酸に富む胃液

（2）エンテロガストロン ──── 胃液分泌

（3）セクレチン ──────── 消化酵素に富む膵液

（4）コレチストキニン ──── $HCO_3{}^-$に富むアルカリ性の多量の膵液
　　ーパンクレオザイミン

（5）コレチストキニン ──── 胆嚢収縮とオッディ括約筋の弛緩
　　ーパンクレオザイミン

３．正しいのはどれか。 ２つ選びなさい。

（1）膵液中のトリプシノーゲンは、胃から送られてきた酸性糜粥に触れてトリプシンになる。

（2）胆汁には、脂肪消化に不可欠な消化酵素リパーゼが含まれている。

（3）糖質は単糖類の形で吸収された後、門脈を介して肝臓に入る。

（4）タンパク質はアミノ酸の形で吸収された後、門脈を介して肝臓に入る。

（5）吸収された脂肪酸は再び中性脂肪（トリグリセリド）に再合成され、脂肪小球となった後、門脈を介して肝臓に入る。

解 答

（1）インスリンは迷走神経を介して、胃の運動と胃液分泌を促進する。

（2）名称は胃底腺（固有胃腺）と呼ばれるが、胃底腺は胃底と胃体に広く分布している。

（3）、（4）、（5）は正しい。→ **本文および表 1（p57）参照**

1．正解：（3）、（4）、（5）

→ 表 2（p58），表 3（p61），表 4（p62）参照

（1）幽門部粘膜で生成されるガストリンは塩酸を分泌させる。正しい。

（2）脂肪性消化物の刺激で十二指腸粘膜で生成されるエンテロガストロンは、胃の運動を抑制するとともに胃液分泌も抑制する。

（3）セクレチンで分泌される膵液中には酵素はほとんど含まれないが、重炭酸イオンの多い漿液性の膵液が多量に分泌される。

（4）パンクレオザイミン（コレチストキニン－パンクレオザイミン）は、消化酵素の多い膵液を少量分泌させる。

（5）脂肪性消化物が十二指腸粘膜を刺激して生成されるコレチストキニン（コレチストキニン－パンクレオザイミン）は胆嚢を収縮させ、オッディ括約筋を弛緩させる。正しい。

2．正解：（1）、（5）

（1）トリプシノーゲンは、腸液に含まれるエンテロキナーゼによってトリプシンとなる。

（2）胆汁には消化酵素は含まれていないが、胆汁中の胆汁酸は脂肪を乳化し、リパーゼの作用する面積を拡大して、脂肪の消化を助けるとともに、脂肪酸吸収時のミセル化にも関与して脂肪の小腸からの吸収を助けている。なお、胆汁酸の多くは排泄されずに回腸から吸収されて再び肝臓に戻る（腸肝循環する）。

（3）正しい。

（4）正しい。

（5）吸収後に形成された脂肪小球（カイロミクロン）は、絨毛中の中心乳糜管（リンパ管）内のリンパに入り、やがて胸管を経て血中に入る。

3．正解：（3）、（4）

5
消化および吸収

4．消化管の運動について正しいのはどれか。

a 消化管の運動は基本的には消化管自身に備わった能力で起こるが、交感神経が働くと運動の促進が、また迷走神経（副交感神経）が働くと運動の抑制が生じる。

b 小腸の分節運動は隣り合った縦走筋が交互に収縮し、内容物を混和する運動である。

c 小腸の振子運動は隣り合った輪状筋が交互に収縮し、内容物を混和する運動である。

d 小腸の蠕動運動は、腸の内容物の口側の平滑筋が弛緩するとともに、肛門側の平滑筋が収縮することで内容物を移動させていく運動である。

e 大腸にも蠕動運動と分節運動が認められる。

5．排便について正しいのはどれか。3つ選びなさい。

（1）正常な排便には、排便反射に加えて随意性の腹圧上昇が加わる。

（2）排便反射の求心線維は骨盤神経内の感覚神経であり、この神経によって求心性インパルスは仙髄の排便反射中枢に入る。

（3）仙髄の排便反射中枢からの遠心性インパルスは、骨盤神経内の副交感神経を介して、直腸に蠕動を誘発するとともに内肛門括約筋と外肛門括約筋を弛緩させる。

（4）内肛門括約筋と外肛門括約筋は平滑筋でできている。

（5）通常の場合、排便反射時には便意を伴う。

a　消化管の運動に対する自律神経の作用は、交感神経は抑制、副交感神経は促進である。

b　小腸の分節運動は輪状筋の収縮と弛緩で生じる。

c　小腸の振子運動は縦走筋の収縮と弛緩で生じる。

d　蠕動運動による内容物の移動は、内容物の肛門側の弛緩と口側の収縮によって内容物を肛門側に移動させる。→ 図2（p59）参照

e　主に近側結腸（→ 図4（p63）参照）で頻繁に認められる。なお、大腸での分節運動は小腸でのそれとは異なり、輪状筋に加えて、結腸紐と呼ばれる縦走筋も関与する。このため、大腸に特有の結腸膨起が形成される。正しい。

4．正解：e

（1）正しい。

（2）正しい。→ 図2（p59）参照

（3）内肛門括約筋は骨盤神経内の副交感神経支配であるが、外肛門括約筋は脊髄神経である陰部神経支配であり、自分の意志（随意性）で収縮できる。

（4）内肛門括約筋は平滑筋でできている不随意筋であるが、外肛門括約筋は骨格筋性の随意筋である。

（5）正しい。

5．正解：(1)、(2)、(5)

6 内分泌

1. 内分泌と作用機序

□**身体機能を調節する系には、"神経性調節"と"体液調節"があり、体液調節の主役は"ホルモン"である。**

・大部分のホルモンは内分泌腺（→図1）で産生され、血液中に放出される。
・血液中への分泌を"内分泌"と呼び、体表、消化管内、気道などへの分泌（外分泌）と区別している。

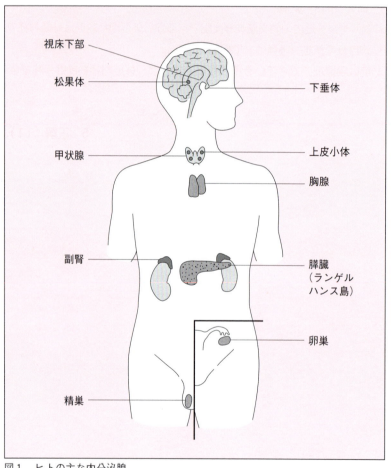

図1　ヒトの主な内分泌腺

□**ホルモンは化学構造から、①ペプチドホルモン、②ステロイドホルモン、③アミン型ホルモンに分類される。**

① **ペプチドホルモン**：アミノ酸がペプチド結合した水溶性のホルモンで、視床下部ホルモン、インスリン、下垂体ホルモン、カルシトニン、パラソルモンなどがある。
② **ステロイドホルモン**：コレステロールから作られる脂溶性のホルモンで、副腎皮質ホルモンや性ホルモンがある。
③ **アミン型ホルモン**：アミノ基を持つホルモンで、甲状腺ホルモンや副腎髄質ホルモン（カテコールアミン）がある。

□ ホルモン受容体（ホルモンレセプター）は標的器官の細胞膜（細胞膜受容体）、あるいは細胞内（細胞内受容体）に存在する。

□ ペプチドホルモンや大部分のアミン型ホルモンは細胞膜受容体に結合する。→ 図2-a

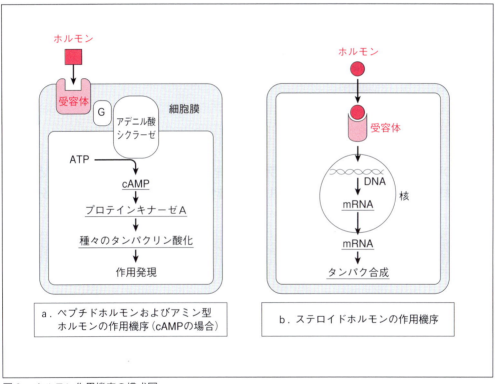

図2　ホルモン作用機序の模式図

- ペプチドホルモンや水溶性のアミン型ホルモン（カテコールアミン）は細胞膜受容体（Gタンパク質）と結合する。ホルモンと結合して活性化した受容体は、膜に存在する酵素の1つである「アデニル酸シクラーゼ」を活性化する。活性化したアデニル酸シクラーゼはATPからcAMPを作り、cAMPはプロテインキナーゼAをリン酸化する。リン酸化したプロテインキナーゼAは、細胞内の種々の酵素を活性化して実際のホルモン作用が発現する。
- これらの機序のうち、細胞膜受容体に結合するホルモンを"第1メッセンジャー"、また実際のホルモン作用発現にかかわるcAMP系を"セカンドメッセンジャー"という。

・現在では、cAMP系に加えて、cGMPやジアシルグリセロール（DG）、またイノシトール3リン酸（IP₃）などのセカンドメッセンジャーの存在が明らかにされている。なおDGはプロテインキナーゼCを活性化し、IP₃は細胞内小胞体に働いて細胞内Ca^+濃度を上げることでプロテインキナーゼを活性化する。

□ステロイドホルモンや甲状腺ホルモンは細胞内受容体と結合する。→ 図2−b

・ステロイドホルモンや脂溶性の甲状腺ホルモンは細胞内に入り、核内のホルモン受容体と結合し、DNAの特定の部位からmRNAへの転写を促進し、この結果、目的とするタンパク質の合成が促進されて細胞機能が調節される。

□ホルモン分泌の調節には

① 視床下部ホルモンや下垂体ホルモンによる下位に位置するホルモンの分泌調節（この調節には、下位に位置する内分泌腺から分泌されるホルモンの血中濃度によって上位ホルモンの分泌が調節される、いわゆる"負のフィードバック機構"が働いている）

② 血液中のある成分（例：カルシウム、血糖など）の血中濃度変化を分泌細胞が感受することによって生じる分泌調節

③ 自律神経系による分泌調節

などがある。

2．視床下部および下垂体

□視床下部の弓状核や視束前野などの小細胞性神経分泌細胞からは、放出ホルモンと抑制ホルモンが下垂体門脈（→ 図3参照）に放出され、血流を介して下垂体前葉ホルモンの分泌を調節している。

・視床下部の放出ホルモンには、成長ホルモン放出ホルモン（GRH）、甲状腺刺激ホルモン放出ホルモン（TRH）、副腎皮質刺激ホルモン放出ホルモン（CRH）、黄体形成ホルモン放出ホルモン（LHRH）などがある。

・視床下部の抑制ホルモンには、成長ホルモン抑制ホルモン（GIH；ソマトスタチン）、プロラクチン抑制ホルモン（PIH；ドーパミン）が知られている。

□視床下部と下垂体前葉は下垂体門脈を介して、また視床下部と下垂体後葉は神経軸索で直接機能的に連絡している（視床下部−下垂体系）。→ 図3

・下垂体前葉（および中間部）には分泌細胞が存在するのに対し、後葉には存在しない。

□下垂体前葉ホルモンには、①成長ホルモン（GH）、②甲状腺刺激ホルモン（TSH）、③副腎皮質刺激ホルモン（ACTH）、④卵胞刺激ホルモン（FSH）、⑤黄体形成ホルモン（LH）、⑥プロラクチン（PRL）がある。なお、④と⑤を合わせて"性腺刺激ホルモン"と総称する。

① 成長ホルモン

・骨端軟骨の増殖（肝臓・腎臓でのインスリン様成長因子の産生増加によって生じる）を行う→骨成長

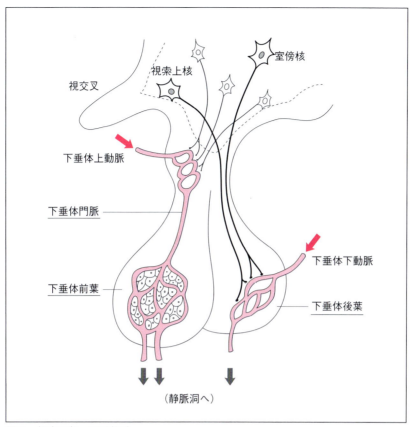

図3　視床下部−下垂体系

- タンパク合成を促進する。
- 高血糖を維持する。
▶ 分泌過剰：思春期以前→巨人症、成人→先端巨大症
▶ 分泌低下：小人症

② 甲状腺刺激ホルモン
- 甲状腺に作用して、甲状腺ホルモンの産生・分泌を促進する。

③ 副腎皮質刺激ホルモン
- 副腎皮質の主に束状層と網状層に作用して、糖質コルチコイドと男性ホルモンの分泌を促進する。
- 早朝には分泌が多く深夜に減少する日内変動がある。また、ストレス時には分泌が著しく増加する。

④ 卵胞刺激ホルモン
- 卵巣での卵胞を発育させる。
- 男性では精子形成ホルモンと呼ばれ、精巣の精細管内での精細胞の分裂・発育を促進して精子形成を促進する。

⑤ 黄体形成ホルモン
- 卵巣での、卵胞の成熟（胞状卵胞）→ 排卵 → 黄体形成を促す。

・排卵前に、成熟卵胞から分泌されるエストロゲン（卵胞ホルモン）の血中濃度が上昇すると、"正のフィードバック"によって黄体形成ホルモン（LH）の一過性の多量の分泌（LHサージ）が起こり排卵が誘発される（なお、排卵した卵胞は一過性に血液に満たされるが、やがて黄色のルテイン細胞に満たされて"黄体"となる）。

・男性では間質細胞刺激ホルモンと呼ばれ、精巣の精細管の間にある間質細胞（ライディッヒ細胞）での男性ホルモンの分泌を促す。

⑥ プロラクチン

・分娩後の乳腺に作用して乳汁の生成を促進する。

・女性ホルモンのエストロゲン（卵胞ホルモン）やプロゲステロン（黄体ホルモン）はプロラクチンの作用を抑制する。分娩後、これらの女性ホルモンの血中濃度が急激に減少して乳汁分泌が始まる。

□ **下垂体後葉ホルモンには、①バソプレッシンと②オキシトシンがあるが、これらのホルモンは視床下部の視索上核と室傍核にある神経細胞体で作られ、軸索輸送によって下垂体後葉の神経末端に貯蔵され、神経インパルスによって血中に開口分泌される。**

① バソプレッシン（抗利尿ホルモン：ADH とも呼ばれる）

・腎臓の集合管での水の再吸収を促進する。

・多量の場合、細動脈収縮作用→血圧上昇作用

・血漿浸透圧上昇（視床下部の浸透圧受容ニューロンで浸透圧変化を受容）によって分泌が促進され、また血液循環量の減少（心房や動脈の伸展受容器からの求心性信号量が変化する）によっても神経性に分泌が促進される。逆の場合は分泌が減少する。

▶ 分泌低下：尿崩症（腎での水の再吸収量低下による多尿、低比重尿）

② オキシトシン

・分娩時に子宮筋を収縮させて胎児の娩出を促進させる作用、および射乳反射時の乳汁放出作用を示す。

□ **下垂体中間部（中葉とも呼ばれる。腺細胞が存在）からは"メラニン細胞刺激ホルモン"が分泌されるが、このホルモンのヒトでの作用は不明である。**

3．甲状腺

□ **甲状腺からは、①サイロキシン（T_4）とトリヨードサイロニン（T_3）、および②カルシトニンが分泌される。**

① サイロキシン（T_4）およびトリヨードサイロニン（T_3）（これらは甲状腺ホルモンと総称される）

・サイロキシンは 4 つのヨウ素（I）を、またトリヨードサイロニンは 3 つのヨウ素をその構造内に持つ。

・甲状腺の濾胞内にはサイログロブリンが蓄えられており、これが細胞内に取り込まれて加水分解され、T_4 と T_3 になって血中に分泌される。なお、T_3 は T_4 に比べて数倍強い活性を持つ。

・基礎代謝の亢進（→ 心拍数、心拍出量の増大）、タンパク・核酸代謝の促進（→ 尿中 N 排泄量増大）、糖

代謝の促進（→血糖値の増加）、また脂肪の合成促進（→血中コレステロール濃度低下）などの作用を持つ。

▶ 分泌亢進：甲状腺機能亢進症（代謝亢進、発汗、頻脈、手指振戦、精神興奮など）、バセドウ病での甲状腺腫、頻脈、眼球突出をメルゼブルグ三徴候という。

▶ 分泌低下：成人→粘液水腫（臓器機能・基礎代謝の低下）、成長過程→クレチン症（成長発育障害）

② **カルシトニン**

- 甲状腺の濾胞間にある傍濾胞細胞から分泌される（甲状腺以外の下垂体、胸腺、肺、腸、肝臓などでも作られている）。
- 骨生成を促進（破骨細胞を不活性化する）して、骨からのCaイオンの放出を減少させて血中カルシウム濃度を減少させるとともに、腎臓からのリンの排泄を増加して血中リン濃度を低下させる作用を持つ。

4．上皮小体

☐ **上皮小体（副甲状腺）は甲状腺の背面で、通常上下2対、計4個の淡黄色の米粒大の内分泌腺である。→図4**

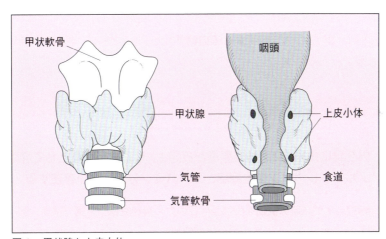

図4　甲状腺と上皮小体

☐ **上皮小体の主細胞からパラソルモン（PTH）が分泌される。**

- PTHは骨吸収を促進して、骨からCa^{2+}を血中に動員するとともに、腎でのCa^{2+}の再吸収を促進することにより→血中Ca濃度は上昇する。
- なお、PTHは腸管からのCa^{2+}の再吸収も促進するが、これはPTHが腎に作用してビタミンDを活性化させ、この活性化したビタミンDによる効果であり、PTHの直接効果ではない。
- 腎でのリン酸塩（P）の尿中排泄を促進することにより→血中P濃度は減少する。

5．膵臓

□膵臓からは膵液が外分泌されるが、膵臓のランゲルハンス島（膵島）には、A（α）細胞、B（β）細胞、D細胞、F細胞（PP細胞）があり、A細胞からはグルカゴン、B細胞からはインスリン、D細胞からは胃腸の運動やインスリン、グルカゴンの分泌を抑制するソマトスタチン、またF細胞からは膵ポリペプチドが内分泌される。

□インスリンは血糖値を低下させる。

・主に肝臓、筋肉、脂肪組織に作用し、グルコースからグリコーゲンの産生、グルコースの脂肪への転化、タンパクの同化などを促進するとともに、細胞内へのブドウ糖の取り込みを促進することにより血糖値を低下させる。

・インスリンを分泌するB細胞は血糖値の変化を細胞自身が感知し、血糖値が上昇するとインスリンを分泌する。また、迷走神経刺激でもインスリンの分泌が促される。

▶ インスリン欠乏症：糖尿病が代表的。高血糖状態を持続する疾患で、インスリン分泌能の喪失によるⅠ型（インスリン依存性）と、標的細胞のインスリン受容体が減少して生じるⅡ型（インスリン非依存性）がある。

▶ インスリン過剰症：ランゲルハンス島の腫瘍による低血糖症など

□グルカゴンは血糖値を上昇させる。

・主に肝臓に作用し、グリコーゲンを分解して血糖値を上げるとともに、糖の新生を増加し、また脂肪の分解を促進する。

6．副腎

□副腎髄質は、外胚葉に由来（交感神経原基から発生）して神経組織として発達し、アドレナリン産生細胞、ノルアドレナリン産生細胞、ドーパミン分泌細胞が存在する。

・副腎髄質は交感神経節前線維の支配を受ける。このため情動変化や痛覚、冷覚、また精神的ストレス時には副腎髄質からのカテコールアミンの分泌が増加する。

・ヒトの場合、副腎髄質から分泌されるカテコールアミンの大部分はアドレナリンである。

・アドレナリンは、心臓促進作用、糖代謝促進（血糖上昇）作用が顕著である。

・ノルアドレナリンは、末梢血管収縮作用が顕著で血圧を上昇させる。

□副腎皮質は3層から成り、皮膜近くの球状帯からは①アルドステロンが、束状帯からは②糖質コルチコイドが、また髄質近くの網状帯からは③男性ホルモンが分泌される。→ 図5

① アルドステロン

・腎の遠位尿細管・集合管でのNa^+の再吸収を促進する。このとき、Na^+はK^+およびH^+と交換に再吸収されるので、結果として腎尿細管でのK^+とH^+の排泄を増加させることになる。

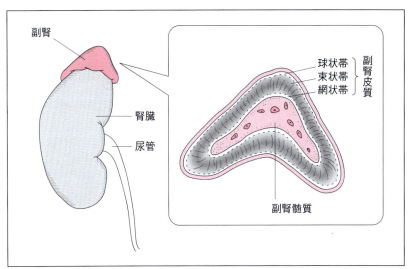

図5　副腎皮質および髄質

・アルドステロンの分泌調節には主に"レニン-アンギオテンシン系"が関与する。

> **レニン-アンギオテンシン系 → 図6**
>
> 腎動脈の血圧が低下すると、糸球体の輸入細動脈傍糸球体細胞からレニンが血液中に内分泌され、アンギオテンシノーゲンを分解してアンギオテンシンⅠを生成する。アンギオテンシンⅠは肺毛細血管の内皮細胞で作られるアンギオテンシン変換酵素の作用を受け、活性化したアンギオテンシンⅡとなる。アンギオテンシンⅡは副腎皮質に作用してアルドステロンの分泌を促し、腎尿細管でのNaの再吸収を促進して血圧を上昇させるとともに、アンギオテンシンⅡ自身の血管収縮作用（ノルアドレナリンの約5倍強力）によっても血圧は上昇し、腎動脈の血圧低下を改善する。

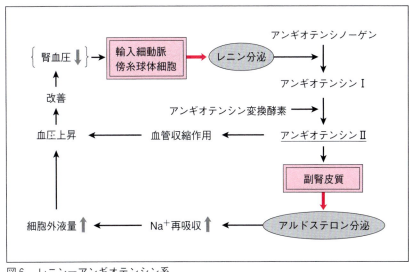

図6　レニン-アンギオテンシン系

② 糖質コルチコイド（コルチゾル、コルチゾンなど）

- ・血糖上昇作用や抗炎・抗アレルギー作用
- ・カテコールアミンやグルカゴンの作用は、糖質コルチコイドが存在しないと発揮されない。
- ・胃酸・ペプシノーゲン分泌促進と胃粘液の分泌減少→胃潰瘍の発生
- ・好酸球の減少作用
- ・ストレス時には多量に分泌される。

③ 男性ホルモン（デヒドロエピアンドロステロン）

- ・精巣ホルモン（テストステロン）の約 1/5 の活性を示す。
- ・副腎皮質刺激ホルモン（ACTH）の支配を受ける。
- ・女性の陰毛、脇毛の発毛を促す。

▶ 分泌低下：アジソン病（低血圧、食欲不振、低血糖、色素沈着など）

▶ 分泌過剰：クッシング症候群（副腎皮質の腫瘍や下垂体腺腫などによる糖質コルチコイドの過剰分泌で生じる。高血糖、肥満、高血圧、多毛など）

原発性アルドステロン症（副腎皮質の腫瘍や過形成によるアルドステロンの過剰分泌で生じる。高血圧、高 Na 血症、低 K 血症など）

男性化（男性ホルモンの過剰分泌で生じる）

7．性腺

□精巣からはテストステロンが分泌される。

- ・テストステロンの多くは標的器官細胞で還元されてジヒドロテストステロンになる。
- ・これらの男性ホルモンは、男性性器の発育促進、タンパク合成促進や成長ホルモン存在下での骨の発達、精子形成促進などの作用を持つ。
- ・テストステロンは胎児の精巣の腹腔から陰嚢内への下行に必要不可欠である。

□卵巣から分泌される女性ホルモンは、①主に卵胞から分泌されるエストロゲンと、②主に黄体から分泌されるプロゲステロンの 2 つがある。→ 図 7

① エストロゲン（卵胞ホルモン：エストロン、エストラジオール、エストリオールの 3 種がある）

- ・エストロゲンは成熟卵胞、黄体、胎盤から分泌される。
- ・女子の第二次性徴の発現（乳腺発達、皮下脂肪蓄積など）
- ・子宮内膜の機能層の増殖促進（増殖期にして厚みを増す）

② プロゲステロン（黄体ホルモン）

- ・プロゲステロンは黄体、胎盤から分泌される。
- ・厚みを増した子宮内膜の表面から盛んに粘液を分泌して（分泌期にして）受精卵の着床に備える。もし受精が起こらない場合は、黄体は退縮してプロゲステロンおよびエストロゲンの分泌が減少して内膜の厚さが減少する。このことがラセン動脈（→ 図 7 参照）を圧迫して子宮内膜機能層の血流が止まり、機能層は壊死して月経が始まる。
- ・妊娠した場合、プロゲステロンは子宮筋の収縮力を低下させ、また排卵を抑制する。

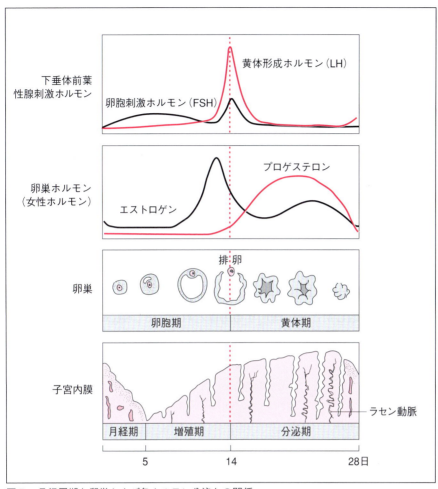

図7　月経周期と卵巣および各ホルモン分泌との関係

8．その他の内分泌器官

☐ 松果体からはメラトニンが分泌され、生体リズムによって夜間になると分泌が著しく増大することから、睡眠誘発との関連が指摘されている。

☐ 腎臓からは、前述（→「2 血液および体液」の項の図2（p19）を参照）したエリスロポエチンやレニン、また活性型ビタミンD_3が分泌される。

☐ 胸腺はサイモシン、サイモポエチンなどの胸腺因子を産生して、Tリンパ球の増殖、リンパ球の末梢組織での成熟調節にかかわっていることが次第に明らかにされてきている。

☐ うっ血などで心臓の心房が伸展されると、心房筋から心房性ナトリウム利尿ペプチド（ANP）が分泌され、腎でのNa^+排泄が促進される。

☐ 消化管からは消化管ホルモン（→「5 消化および吸収」の項（p58）を参照）が分泌される。

練習問題

1．正しいのはどれか。3つ選びなさい。

(1) ステロイドホルモンの受容体は細胞膜にある。

(2) カテコールアミンの受容体は細胞内にある。

(3) 下垂体前葉ホルモン分泌は視床下部ホルモンによって調節される。

(4) バソプレッシンは視床下部の視索上核、室傍核で産生される。

(5) 下垂体後葉ホルモンのオキシトシンは神経分泌される。

2．NaCl を過剰に摂取したときに増加するのはどれか。3つ選びなさい。

(1) 細胞外液

(2) バソプレッシン

(3) アルドステロン

(4) レニン

(5) 心房性ナトリウム利尿ペプチド

3．サイロキシンについて正しいのはどれか。

a　エネルギー代謝を増大させる。

b　鉄を多量に含む。

c　上皮小体から分泌される。

d　タンパク質合成を抑制する。

e　肝グリコーゲンの分解を抑制する。

解 答

（1）ステロイドホルモンや甲状腺ホルモンの受容体は、細胞内にある。→ 図2（p71）参照

（2）ペプチドホルモンやカテコールアミンの受容体は標的細胞の細胞膜にあり、セカンドメッセンジャーを介して作用が発現する。

（3）視床下部ホルモンは、下垂体門脈（→ 図3（p73）参照）を流れる血流を介して下垂体前葉の分泌細胞に作用する。正しい。

（4）、（5）正しい。

バソプレッシンとオキシトシンはともに視床下部の視索上核、室傍核の大細胞性ニューロン細胞体で産生され、軸索輸送で下垂体後葉に運ばれ、神経末端から血中に放出される。このような神経末端からの分泌を"神経分泌"という。

1．正解：（3）、（4）、（5）

（1）細胞外液（血漿）の浸透圧が上昇して、細胞内液から細胞外液へ水が移動し、細胞外液量（循環血液量）が増える。

（2）血漿浸透圧上昇によって、視床下部の視索上核・室傍核のバソプレッシン産生ニューロン活動が活発になり、血中バソプレッシン濃度が上昇する。

（3）、（4）ともに分泌は減少する。

腎血流量が減少する（すなわち腎動脈の血圧が低下する）と、傍糸球体細胞の圧受容器がそれを感知しレニンの分泌を増す。レニンは血中でアンギオテンシンⅡを産生し、アンギオテンシンⅡは副腎皮質に作用してアルドステロンの分泌を増大させる。この設問は食塩を過剰に摂取した場合であり、（1）の解説に示したように血圧、循環血液量が増すのでアルドステロン、レニンの分泌増加は起こらない。

（5）循環血液量が増して心房壁が伸展されるので、心房筋からの心房性ナトリウム利尿ペプチドの分泌が増加する。このホルモンの分泌増加によって腎でのナトリウム排泄が促進され、血漿浸透圧を正常レベルに戻す。また、このホルモンは副腎皮質に作用してアルドステロンの分泌を抑制する。

（92, A-13） 2．正解：（1）、（2）、（5）

---

a　正しい。（基礎代謝を亢進させる→体温上昇）

b　サイロキシンはその構造に4つのヨウ素（I）を持つ。

c　甲状腺から分泌される。

d　骨格筋や臓器（腎、肝）でのタンパク合成が促進される。

e　グリコーゲンの分解、糖新生、腸からの糖吸収促進などによって血糖を上昇させる。

（88, A-23） 3．正解：a

6
内分泌

4．インスリンについて正しいのはどれか。3つ選びなさい。

(1) インスリンは標的器官細胞内へのブドウ糖の取り込みを促進する。

(2) インスリンは膵島のＡ細胞から分泌される。

(3) インスリンは脂肪の合成を促進する。

(4) インスリンはグリコーゲンの合成を促進する。

(5) インスリンは糖新生を促進する。

5．ストレス状態になったときに見られる機能変化はどれか。3つ選びなさい。

(1) 血糖値の上昇

(2) 心拍出量の増加

(3) 副交感神経緊張の亢進

(4) 全唾液分泌量の増加

(5) 糖質コルチコイド分泌の増加

6．血清 Ca^{2+} 調節因子はどれか。3つ選びなさい。

(1) チロキシン

(2) トリヨードチロニン

(3) パラソルモン

(4) カルシトニン

(5) 活性ビタミン D_3

(1) インスリンは標的器官細胞の細胞膜にあるブドウ糖担体（グルコース輸送体 →「1　細胞および
　　その機能」(p 2) 参照）の数を増加させて、ブドウ糖の細胞内への能動輸送を促進する。正しい。
(2) ランゲルハンス島（膵島）のA細胞からはグルカゴンが分泌され、インスリンはB細胞から分泌
　　される。
(3) 正しい。
(4) 正しい。
(5) インスリンは糖新生に関わる酵素の誘導を抑制して、糖新生を抑制する。

4．正解：(1)、(3)、(4)

ストレッサー（ストレスの原因）が生体に加わると、生体のストレス反応（適応現象）が起こる（セリエ
のストレス学説）。この反応の初期には交感神経の亢進と副腎髄質からのカテコールアミンの放出が起
こり、続いて糖質コルチコイドや甲状腺ホルモンの分泌が増加してストレッサーに対する抵抗性を増す。
(1) ストレッサーが加わると視床下部を介して、交感神経活動の亢進（インスリンの分泌は抑制され
　　る）や副腎髄質からのカテコールアミン、特にアドレナリンの分泌が増大（アドレナリンはイン
　　スリンと拮抗する糖代謝の促進作用、腸からのブドウ糖吸収増加作用などを持つ）する。このた
　　めに血糖値は上昇する。また、これに続く抵抗期には、糖質コルチコイド、甲状腺ホルモンの分
　　泌が増大し、これらのホルモンによる血糖上昇作用が加わる。正しい。
(2) 交感神経活動亢進、副腎髄質からのアドレナリン分泌増大で心機能は促進する。正しい。
(3) 交感神経活動優位になる。
(4) 一般に、唾液は交感神経刺激時に比べて副交感神経刺激時の方が多量に分泌される。
(5) ストレッサーに対する初期反応の後、視床下部から副腎皮質ホルモン放出ホルモンの分泌増大→
　　下垂体前葉から副腎皮質刺激ホルモンの分泌増大→副腎皮質から糖質コルチコイドの分泌増大が
　　起こる。正しい。

(86, A- 4)　5．正解：(1)、(2)、(5)

(1) サイロキシンのこと。
(2) トリヨードサイロニンのこと。
　　これら2つの甲状腺ホルモンは血清Caイオン調節にはかかわらない。
(3) 上皮小体から分泌されるペプチドホルモンで血中Caイオン濃度を上昇させる。また、腎臓での
　　活性型ビタミンD3の水酸化（合成）を促進する。
(4) 甲状腺傍濾胞細胞から分泌されるホルモンで、破骨細胞を不活性化して、骨からのCa放出を抑
　　制して血中Caイオン濃度を減少させる。
(5) 脂溶性ビタミンである活性型ビタミンD3は、腎臓の近位尿細管で水酸化酵素の作用で作られ、骨
　　吸収の促進と腸でのCaイオンの吸収を促進して血中Caイオン濃度を上昇させる。なお、この活
　　性型ビタミンD3の受容体は、ステロイドホルモンの場合と同様に標的器官細胞の細胞内にある。

(87, A-11)　6．正解：(3)、(4)、(5)

7．正しいのはどれか。3つ選びなさい。

（1）プロゲステロンは月経周期の卵胞期にはほとんど分泌されず、黄体期に分泌される。

（2）卵胞期の子宮内膜は分泌期になっている。

（3）黄体形成ホルモンの分泌は排卵直前に著しく増加する。

（4）基礎体温の上昇はプロゲステロンの分泌変動と一致する。

（5）男性ホルモンの分泌細胞は、唯一、精巣のライディッヒ細胞である。

（1）正しい。

（2）卵胞期の子宮内膜は増殖期（厚みを増す）になっている。

（3）この正のフィードバックによる黄体形成ホルモンの急激な血中増大（LHサージ）の約1日後（LH
ピークの約9時間後）に排卵が起こる。正しい。

（4）正しい。

（5）副腎皮質から分泌される。このため、女性の血中にも男性ホルモンが認められ、陰毛の発育など
にかかわる。

7．正解：（1）、（3）、（4）

7　腎臓および排泄

1．ネフロン

□**腎臓の機能単位をネフロンと呼び、腎小体（糸球体とボウマン嚢）と尿細管（近位尿細管、ヘンレわな、遠位尿細管）からなる。**

・ネフロンは1つの腎に約100万個ある。

・糸球体には輸入細動脈が入り輸出細動脈が出るが、輸入細動脈の血管が太いため、糸球体血圧は一般の毛細血管よりも高い（約60mmHg）。また、この糸球体血圧は通常の体血圧変動（80～190mmHg）ではほとんど変化しない。これは、この範囲の体血圧変動では腎血流量がほぼ一定に自動調節されているためである。

・糸球体には1分間に約1,000mLの血液（血漿は約550mL）が流れ込み、血漿の約20％が濾過（原尿が生成される）される。したがって、成人の1分間の糸球体で濾過される量（糸球体濾過値：GFR）は約100mL（90～120mL/分）である。

・糸球体毛細血管内の血漿の水と小分子は、

① 毛細血管内皮細胞の小孔

② 糸球体基底膜

③ ボウマン嚢足細胞（糸球体毛細血管を直接包むボウマン嚢内葉の上皮細胞）の隙間

（①②③を合わせて"濾過膜"あるいは"濾過障壁"という）を経てボウマン嚢内に入る。

□**"クリアランス"は、腎から1分間に尿中へ排泄されたある物質が、何mLの血漿に含まれていたかを表す値である。**

・糸球体濾過値の測定にはイヌリン－クリアランスやクレアチニン－クリアランスが、また腎血漿流量の測定にはパラアミノ馬尿酸（PAH）－クリアランスが用いられる。

□**①近位尿細管、②ヘンレわな、③遠位尿細管、およびそれに続く④集合管では、尿中の物質の再吸収や尿への排泄（分泌）が行われている。→ 図1**

① 近位尿細管

・近位尿細管では濾過された水およびNa^+の60～70％が再吸収される。また、濾過されたブドウ糖（血糖値170～200mg/dLより低い場合）やアミノ酸はほぼ100％再吸収され、K^+、HCO_3^-、Cl^-も再吸収される。

・近位尿細管からはH^+が分泌される。また、抗生物質やパラアミノ馬尿酸（PAH）、PSP（尿細管機能検査のために投与された色素）などが尿中へ排泄される。

② ヘンレわな

・ヘンレわなの下行脚では約15％の水の再吸収が、また上行脚ではNa^+（20％）とCl^-が再吸収される。

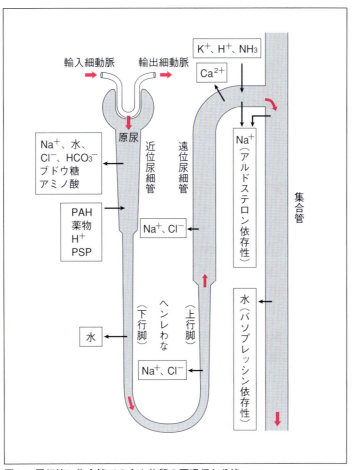

図1　尿細管、集合管での主な物質の再吸収と分泌

③ 遠位尿細管

・遠位尿細管では、Na⁺（約7％）、Cl⁻、HCO₃⁻（約20％）およびCa²⁺の再吸収、またK⁺、H⁺、NH₃が分泌される。
・遠位尿細管では水は再吸収されにくい。
・Ca²⁺の再吸収はパラソルモンやビタミンD₃で促進される。
・遠位尿細管は、皮質内で緩やかに蛇行しながら同じネフロンの糸球体輸入細動脈と接し、その部位に緻密斑を形成して糸球体傍装置を作る。この部分の輸入細動脈壁には分泌細胞があり、レニンを産生して血中へ内分泌する。

④ 集合管

・集合管では水、Na⁺（約3％、この結果、濾過されたNa⁺の1％以下が尿中に排泄される）、尿素の再吸収が行われ、またK⁺とH⁺の尿中排泄が行われる。
・水の再吸収は下垂体後葉ホルモンであるバソプレッシンで促進される。
・Na⁺の再吸収とK⁺の分泌は、副腎皮質ホルモンであるアルドステロンで促進される。
・心房性Na利尿ペプチドが作用するとNa⁺の再吸収が抑制され、Na⁺の尿中排泄が増大する（Na利尿）。

2. 排尿

（1）尿路

□腎臓で生成された尿を体外に排泄するための経路を尿路といい、①尿管、②膀胱、③尿道からなる（→ 図2左参照）。

① 尿管
・腎臓で生成された尿は、尿管を通って左右別々に膀胱底に入る。
・尿管には蠕動運動が見られ、尿の輸送に貢献している。

② 膀胱
・膀胱は発達した平滑筋でできており、排尿筋とも呼ばれる。
・膀胱底部には尿道の出口（内尿道孔）があり、左右の尿管開口部と結ぶと三角形ができる。この三角形を"膀胱三角"と呼び、膀胱の他の部位に比べて伸展性が低い。

③ 尿道
・尿道の起始部では膀胱壁が厚くなった内尿道括約筋（膀胱括約筋などとも呼ばれ、平滑筋でできている）が、また尿道が骨盤底の尿生殖隔膜を貫く部分には外尿道括約筋（尿道括約筋などとも呼ばれ、骨格筋と同じ横紋筋でできている）がある。

（2）蓄尿および排尿

□尿の膀胱への蓄尿時には、下腹神経中の交感神経が膀胱を弛緩させるとともに、膀胱括約筋を収縮させている。

□膀胱内に尿が一定量（約200〜400mL）たまってくると、膀胱壁が伸展して壁内の機械受容器が興奮し、そこからの信号が骨盤神経内の感覚神経を通って「脳」に達すると"尿意"が発現するとともに、仙髄の排尿反射中枢を介して、"排尿反射"が誘発され、膀胱の収縮と内尿道括約筋の弛緩が起こる。→ 図2

・排尿反射の遠心路は骨盤神経内の副交感神経で膀胱を収縮させる。また、下腹神経中の交感神経活動は抑制され、その結果、内尿道括約筋（膀胱括約筋）は弛緩する。
・排尿反射が誘発されたとき、随意筋である外尿道括約筋（尿道括約筋、陰部神経支配）を自分の意志で収縮し続ければ、排尿をある程度我慢することができる。

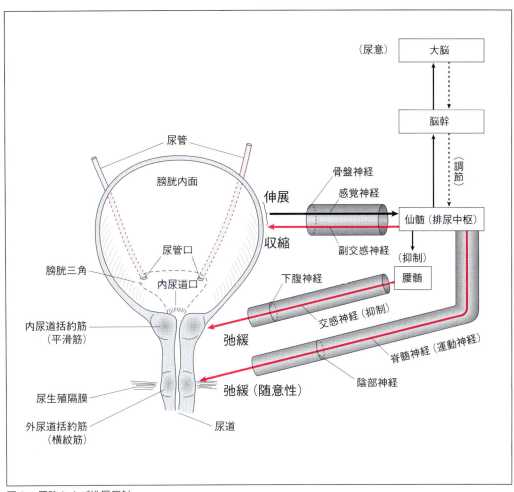

図2　尿路および排尿反射

練習問題

☆ 本章（腎臓および排泄）に直接関わる国家試験の出題は今のところ見当たらないが、本章の内容は"細胞外液量調節"や"浮腫"などの問題を理解する際に必要不可欠である。

１．以下の文の内、正しい文をすべて選びなさい。

(1) 腎の機能単位であるネフロンは、濾過装置である糸球体と原尿を受けるボウマン嚢からなり、1つの腎に約100万個ある。

(2) 原尿は1日あたり約150L生成されるが、尿として排泄されるのはその内の約1％である。

(3) 通常の場合、濾過にかかわる糸球体毛細血管圧は平均45mmHgであるが、体血圧変動の影響を受けやすく、絶えず変動している。

(4) パラアミノ馬尿酸（PAH）クリアランス法を用いると糸球体濾過値（GFR）が求められ、平均100mL／分である。

(5) 腎には心拍出量の20〜25％の血液が流れ込み、1分間の腎血漿流量はおよそ550〜700mLである。

２．尿細管・集合管の機能に関する正しい記述をすべて選びなさい。

(1) 近位尿細管での水の再吸収は、Naイオンの能動的再吸収に伴う浸透圧勾配によって、受動的に再吸収される。

(2) 健康なヒトでは、濾過されたブドウ糖は近位尿細管通過時に能動的にすべて再吸収される。

(3) ヘンレわなの上行脚は髄質の高浸透圧領域を通過するので、水の再吸収が活発に行われる。

(4) レニンの分泌が減少すると遠位尿細管や集合管でのNaイオンの再吸収は増大する。

(5) バソプレッシンは集合管での水の再吸収を調節している。

３．正しい文をすべて選びなさい。

(1) 膀胱の蓄尿時には、交感神経（下腹神経）活動によって膀胱が弛緩し内尿道括約筋が収縮している。

(2) 膀胱伸展の情報は大脳に伝えられ、尿意が起こる。

(3) 骨盤神経内の副交感神経を刺激すると外尿道括約筋が収縮する。

(4) 排尿反射の中枢は腰髄にある。

(5) 脊髄神経の陰部神経を刺激すると膀胱は収縮する。

解 答

(1) ネフロンは、腎小体（糸球体とボウマン嚢）と尿細管からなる。

(2) 正しい。

(3) 糸球体毛細血管の血圧は、通常の範囲の体血圧変動ではほとんど変動しない。しかしながら、大動脈の平均血圧が70mmHg以下になると急激に低下し、60mmHg以下では濾過はほとんど停止する。

(4) 糸球体濾過値を求めるには、主にクレアチニンークリアランス法が用いられる。PAHクリアランス法は、腎血漿流量（RPF）や腎血流量（RBF）を求めるのに用いられる。

(5) 正しい。（PAHクリアランス法による腎血漿流量の正常値は400〜650mL／分：正常値ハンドブック．改訂第2版、南江堂より）

1．正解：(2)、(5)

(1) 尿細管や集合管での水や尿素などの再吸収は受動的である。正しい。

(2) アミノ酸も近位尿細管通過時にほぼ100％再吸収される。正しい。

(3) ヘンレわなでの水の再吸収は下行脚で行われる。

(4) レニン分泌が減少すると、副腎皮質からのアルドステロン分泌が減少し、腎臓の遠位尿細管や集合管でのNaイオンの再吸収が減る。

(5) 正しい。

2．正解：(1)、(2)、(5)

(1) 蓄尿時は交感神経、排尿時は副交感神経が主役となる。下腹神経の交感神経は、第11胸髄〜第2腰髄から発した節前ニューロンが、下腸間膜神経節、あるいは腹腔神経節で節後ニューロンに乗り換えた後、膀胱へ至る。正しい。

(2) 仙髄に入った感覚情報は上行して大脳皮質に至る。正しい。

(3) 外尿道括約筋ではなく、「膀胱が収縮する」が正しい。

(4) 腰髄ではなく、仙髄が正しい。排尿反射の遠心路である骨盤神経内の副交感神経節前ニューロンは、第2〜4仙髄の膀胱利尿核から発する。

(5) 膀胱ではなく、外尿道括約筋が正しい。陰部神経は脊髄神経（運動神経）で、第2〜4仙髄の前角から発し、随意筋（横紋筋）である外尿道括約筋を支配する。

3．正解：(1)、(2)

7 腎臓および排泄

8　神経系

□神経系は、中枢神経系とそこから出る末梢神経系から成り立っている。

- 中枢神経系は脳と脊髄からなる。
- 末梢神経系は、形態学的には脊髄から出る"脊髄神経"と脳（下部脳幹：中脳、橋、延髄）から出る"脳神経"で構成されるが、機能的には運動や感覚といった動物性機能にかかわる"体性神経系"と、呼吸・循環・消化・排泄などの自分の意志とは無関係に働く植物機能にかかわる"自律神経系"とに大別できる。

A　末梢神経系

1．脊髄神経

□脊髄神経は8対の頸神経、12対の胸神経、5対の腰神経、5対の仙骨神経、1対の尾骨神経の計31対から成る。

- 脊髄の前根と後根が合流して脊髄神経となり、椎骨の間の椎間孔から出て前枝と後枝に分かれた後、末梢に至る。→ 図1

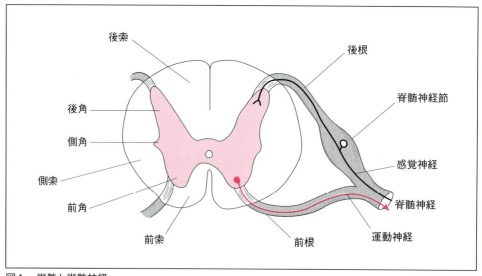

図1　脊髄と脊髄神経

□ベル・マジャンディの法則とは「脊髄の前根からは運動神経が出て、後根には感覚神経が入る」ことをいう。

・後根は椎間孔の手前で脊髄神経節を形成し、ここには感覚（知覚）神経の細胞体が存在している。
・前根には脊髄前角に細胞体を持つ運動神経の軸索が通る。
・脊髄神経の皮膚の支配領域には分節的構造（皮膚分節）が認められる。
・顔面や前頭部の皮膚は脊髄神経中の感覚神経支配ではなく、脳神経である三叉神経中の感覚神経が支配する。

２．脳神経

□脳神経は 12 対あり、上から順にＩ～ＸⅡまでのローマ数字で表す。

> 脳神経名の覚え方：嗅いで視る、動く車の三つの外、顔内舌は、迷う副舌。
>
> 嗅 → 嗅神経（Ⅰ）、視 → 視神経（Ⅱ）、動 → 動眼神経（Ⅲ）、車 → 滑車神経（Ⅳ）、三 → 三叉神経（Ⅴ）、外 → 外転神経（Ⅵ）、顔 → 顔面神経（Ⅶ）、内 → 内耳神経（Ⅷ）、舌 → 舌咽神経（Ⅸ）、迷 → 迷走神経（Ⅹ）、副 → 副神経（ⅩⅠ）、舌 → 舌下神経（ⅩⅡ）

□脳神経には表１に示したように、運動性、感覚（知覚）性、自律性（副交感神経）機能にかかわる神経線維のいずれかが含まれている。

・三叉神経は、眼神経（Ｖ1）、上顎神経（Ｖ2）、下顎神経（Ｖ3）に分枝するが、運動神経は下顎神経のみに含まれる。
・内耳神経は蝸牛神経と前庭神経から成り、前者は聴覚を、また後者は平衡覚を伝える。

神経名	感覚神経	運動神経	自律神経（副交感）
Ⅰ　嗅神経	嗅覚	―	―
Ⅱ　視神経	視覚	―	―
Ⅲ　動眼神経	―	眼球運動	毛様体筋、縮瞳
Ⅳ　滑車神経	―	眼球運動	―
Ⅴ　三叉神経	歯、口腔、顔面	咀嚼運動、嚥下	―
Ⅵ　外転神経	―	眼球運動	―
Ⅶ　顔面神経	舌の前2/3の味覚	表情筋・顎二腹筋（後）等	涙腺、顎下腺、舌下腺
Ⅷ　内耳神経	聴覚、平衡覚		
Ⅸ　舌咽神経	舌の後1/3の味覚・知覚	咽頭筋	耳下腺
Ⅹ　迷走神経	咽頭、喉頭、内臓の知覚	咽頭、喉頭の運動	内臓の運動、分泌
ⅩⅠ　副神経	―	胸鎖乳突筋、僧帽筋	―
ⅩⅡ　舌下神経	―	舌運動	―

表1　脳神経の機能

3. 自律神経系

☐ 自律神経系は、呼吸、循環、消化、排泄、内分泌、生殖などの植物機能（自律機能）を制御する求心路・反射中枢・遠心路から成るシステムで、遠心路には交感神経系と副交感神経系の2系統がある。

・自律神経系は視床下部や大脳辺縁系、大脳皮質などの上位中枢の調節を受けている。

☐ 自律神経遠心路は基本的に、中枢から神経節までの節前ニューロン（節前線維）と、神経節から効果器までの節後ニューロン（節後線維）で構成されている。→ 図2

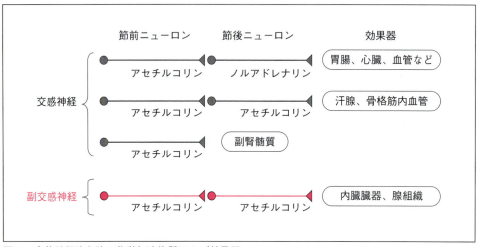

図2　自律神経遠心路の化学伝達物質および効果器

・交感神経節前線維は、第1胸髄〜第3腰髄の前根から出る。なお、これらの節前線維の細胞体は第1胸髄〜第3腰髄の脊髄灰白質の側角（→図1　脊髄の断面図（p92）参照）に存在する。
・交感神経の節前線維は有髄のB線維、節後線維は無髄のC線維である。
・副交感神経の節前線維は①脳神経の動眼神経、顔面神経、舌咽神経、迷走神経に含まれて脳幹から発するものと、②第2〜第4仙髄の前根から出て骨盤神経を形成するものがある。
・副交感神経の節前線維は有髄のB線維と無髄のC線維、また節後線維のほとんどが無髄のC線維である。
・副交感神経の節前線維は交感神経に比べて長く、節後線維は短い。

☐ 自律神経遠心路での化学伝達物質にはアセチルコリンとノルアドレナリンがある（→ 図2参照）。（なお、アセチルコリンを放出する線維をコリン作動性線維、ノルアドレナリンを放出する線維をアドレナリン作動性線維と呼ぶ）

・交感神経、副交感神経どちらの節前線維末端からもアセチルコリンが放出される。
　また、これらの節前線維末端から放出されるアセチルコリンを受容する自律神経節での受容体は"ニコチン受容体"である。

・交感神経節後線維末端からはノルアドレナリンが放出され、効果器の"α受容体"や"β受容体"と結合し、セカンドメッセンジャーを介して効果を発現する。
・汗腺や骨格筋内細動脈を支配する交感神経節後線維末端からはアセチルコリンが放出され、"ムスカリン受容体"と結合して汗の分泌や血管拡張を起こす。
・副交感神経節後線維末端からはアセチルコリンが放出され、"ムスカリン受容体"と結合し、セカンドメッセンジャーを介して効果を発現する。

□ 自律神経支配効果器の大部分は交感神経と副交感神経の二重支配を受けているが、交感神経のみの支配（瞳孔散大筋、副腎髄質、立毛筋、汗腺、大部分の血管）や副交感神経のみの支配（瞳孔括約筋）の効果器も存在する。→ 表2

効果器（臓器）		交感神経刺激	副交感神経刺激
眼	瞳孔	瞳孔散大筋収縮（散瞳）	瞳孔括約筋収縮（縮瞳）
	毛様体筋	弛緩（遠方視）	収縮（近接視）
心臓		心拍数増加	心拍数減少
		心筋収縮力増大	心筋収縮力減少
血管		一般に収縮	（生殖器、頭部血管）拡張
	骨格筋内	拡張（コリン作動性）	
唾液腺		粘稠性唾液分泌	漿液性唾液分泌
気管・気管支		弛緩	収縮
消化管運動		抑制	促進
消化液分泌		抑制	促進
胆囊		弛緩	収縮
肝臓		グリコーゲン分解	グリコーゲン合成
膀胱		弛緩	収縮
汗腺		全身分泌（コリン作動性）	―
		局所分泌（アドレナリン作動性）	―
立毛筋		収縮	―

表2　主な臓器に対する自律神経の作用

・二重支配した効果器に対し、相反する効果を及ぼすことを拮抗支配という。
・心臓機能は交感神経で促進、副交感神経で抑制される。
・消化管の運動や分泌は副交感神経で促進され、交感神経で抑制される。ただし、唾液腺ではどちらも唾液を分泌させる。

□ 自律神経反射には、①内臓感覚を伝える自律神経求心性線維（内臓感覚神経）を求心路、自律神経遠心性線維を遠心路とする「内臓－内臓反射」、②皮膚・口腔粘膜・筋や関節などからの体性感覚を伝える体性感覚線維を求心路、自律神経を遠心路とする「体性－内臓反射」、および③自律神経求心性線維を求心路、体性運動神経を遠心路とする「内臓－体性反射」がある。

① **内臓－内臓反射**：血圧調節（圧受容反射など）、胃腸運動調節（胃大腸反射など）、排尿反射、排便反射など。

② **体性－内臓反射**：対光反射、唾液分泌反射、半側発汗（圧迫側の発汗が抑制される）、アシュネル試験（眼球圧迫で三叉神経末梢が刺激され、迷走神経を介して反射性に心拍数が減少して血圧が下がる）など。

③ **内臓－体性反射**：嘔吐反射、腹壁反射（腹膜炎などで腹膜が刺激されると、その近傍の腹筋が反射性に収縮して堅くなる反射）など。

B　中枢神経系

1．脊髄

□脊髄は脊柱管内にあり、その下端は第１～２腰椎の高さで終わる。

・脊髄は頸髄、胸髄、腰髄、仙髄、尾髄に区別される。

・脊髄の横断面（→ 図1 （p92）参照）では脊髄灰白質はＨ型を呈し、前方への突出部を前角、後方への突出部を後角と呼ぶ。灰白質を囲んで白質（脊髄策：前索、後索、側索に区分される）があり、ここには脳と脊髄を連絡する上行性および下行性線維が通る。

□脊髄には脊髄反射（四肢の運動などに関わる体性反射、自律機能に関わる自律性反射）の中枢がある。

・体性反射の求心路は体性感覚神経、遠心路は体性運動神経で効果器は骨格筋である。

・脊髄に中枢を持つ代表的な体性反射には、①伸張反射と②屈曲反射がある。

① 伸張反射

□伸張反射は、骨格筋が受動的に伸張されると筋中の筋紡錘が興奮し、そこからの求心性インパルスはＩa線維を上行して脊髄に入り、単シナプス性に脊髄前角のα運動ニューロンを興奮させ、伸張された筋に収縮が誘発される（これを自己受容反射ともいう）反射である。 → 図３－Ａ

・膝蓋腱反射は伸張反射の代表的なもので、膝蓋腱を打つと大腿四頭筋が伸張され、筋内筋紡錘からの求心性信号が大腿神経中の感覚神経を上行して第２～４腰髄に入り、シナプスを介して、遠心性信号が大腿神経中の運動神経を下行して大腿四頭筋を収縮させて下腿が伸展する反射である。

・伸張反射時、Ｉa線維の分枝が抑制性介在ニューロンを興奮させ、拮抗筋支配のα運動ニューロンに抑制が誘発され、その結果、拮抗筋は弛緩する。これをＩa抑制という。

・α運動ニューロンの軸索側枝が脊髄前角内でレンショウ細胞にシナプスを作り、レンショウ細胞は軸

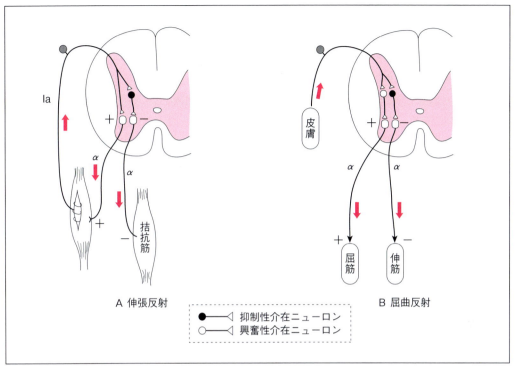

図3　伸張反射と屈曲反射

索側肢を出しているα運動ニューロン自身、および近接するα運動ニューロンを抑制する。この抑制を反回抑制と呼び、関連する運動神経細胞群が興奮し過ぎないように自己抑制している。

② 屈曲反射

☐ 屈曲反射は、強いあるいは侵害性の皮膚刺激が肢に加えられるとその肢が屈曲して、刺激から肢を遠ざける防御反射である。→ 図3-B

・この反射は多シナプス性で、基本的には皮膚からの求心性信号で生じるが、筋や関節からの細い神経線維を介する求心性信号でも生じる。

2. 脳幹

☐ 脳幹は、延髄・橋・中脳（間脳を含める場合もある）からなり、ここには大脳と脊髄との間を連絡する運動の遠心路や感覚の上行伝導路、また前述した呼吸、循環、血管運動などの生命維持にとって必要不可欠な種々の中枢が存在する。

・脳幹には
　① 心臓血管中枢（心臓抑制中枢、血管運動中枢）
　② 呼吸中枢（吸息中枢、呼息中枢）

③ せきやくしゃみ反射の中枢
④ 涙・唾液分泌中枢（上唾液核の興奮により涙分泌と顎下腺・舌下腺の唾液分泌増加、下唾液核の興奮により耳下腺の唾液分泌増加）
⑤ 嚥下反射や嘔吐反射の中枢
⑥ 顎反射（口腔生理学の項参照）や眼瞼反射（角膜などに刺激が加わると眼瞼を閉鎖する）の中枢
などの中枢がある。

・中脳には、対光反射（網膜に光を当てると縮瞳が起こる反射で、一方の目を刺激しても両側性に縮瞳する）と、輻輳反射（輻輳とは近い所を見るときに左右の眼球が内側を向くことをいう。またこのとき、瞳孔は縮小する）時の縮瞳の中枢がある。
・脳幹には、網目状に張りめぐらされた神経のネットワーク、すなわち脳幹網様体が存在し、脊髄から間脳領域まで伸びている。この脳幹網様体を上行する感覚インパルスは大脳皮質に広く投射し、投射する量が多いとヒトは意識を保ち、睡眠薬などで投射する量を減少させると意識を失う。この意識レベルの調節に関わる脳幹網様体を"上行性網様体賦活系"と呼ぶ。

3．間脳

□ **大脳と中脳との間にある間脳は、視床と視床下部からなる。→ 図4**

・視床は第三脳室の両側壁に、また視床下部は視床の下方で、第三脳室の側壁と底にあり、この底部から下垂体が懸垂する。なお、間脳の後上部には松果体が突き出ている。

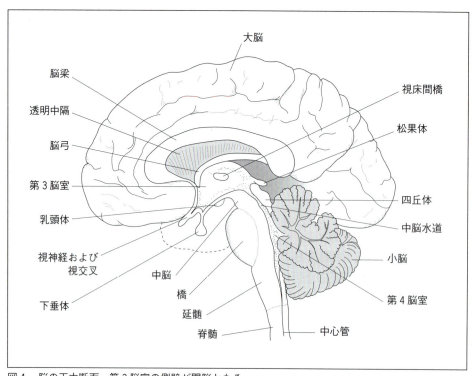

図4　脳の正中断面。第3脳室の側壁が間脳となる。

□ **視床は、嗅覚以外の大脳皮質に向かう感覚伝導路の最終中継所となっている。**

- ・聴覚インパルスは〔内側膝状体：GM〕で最終伝導路に乗り換える。
- ・視覚インパルスは〔外側膝状体：GL〕で最終伝導路に乗り換える。
- ・脊髄神経支配領域の体性感覚インパルスは〔後外側腹側核：VPL〕で最終伝導路に乗り換える。
- ・三叉神経支配領域の体性感覚インパルスは〔後内側腹側核：VPM〕で最終伝導路に乗り換える。
- ・孤束核からの味覚インパルスは〔VPMの内側端にある小細胞部〕で最終伝導路に乗り換える。
- ・視床は感覚情報の中継に加えて、小脳、大脳基底核、大脳皮質、大脳辺縁系などとの連絡がある。

□ **視床下部には①体温調節中枢、②摂食および満腹中枢、③飲水中枢、④性中枢などの自律機能に関わる中枢が存在する。また、下垂体との機能的な連絡がある（→「6　内分泌」(p70)参照）。**

① 体温調節中枢

- ・この中枢は、皮膚や粘膜の末梢温度受容器や、脳にある中枢温度受容器からの入力を受けて、必要に応じて、体熱産生（体温を上げる）あるいは体熱放散（体温を下げる）の出力信号を出し、体温を調節する。
- ・温度受容器からの温刺激を受ける温ニューロン、冷刺激を受ける冷ニューロン、また温と冷の入力の差を検出するニューロンの応答が視床下部（視索前野、前視床下部）から記録されている。

② 摂食および満腹中枢

- ・視床下部外側野（LHA：外側視床下野とも呼ばれる）には摂食中枢が、視床下部腹内側核（VMH）には満腹中枢がある。
- ・摂食中枢のグルコース感受性細胞は、血糖値の上昇で活動が抑制され、インスリンや遊離脂肪酸で活動が促進される。
- ・満腹中枢のグルコース受容細胞は、血糖値の上昇で活動が促進され、インスリンや遊離脂肪酸で活動が抑制される。

③ 飲水中枢

- ・脳弓と乳頭体視床路に挟まれた視床下部外側野（外側視床下野）を刺激すると、飲水行動が誘発され、この部位を飲水中枢と呼んでいる。
- ・飲水中枢は、末梢や視床下部にある浸透圧受容器からの入力を受け、血漿浸透圧調節に大きくかかわっている（→「2　血液および体液」(p26)参照）。

④ 性中枢

- ・視床下部の内側視索前野には、性行動の中枢が存在すると推定されている。

4. 大脳基底核

□ **大脳基底核は、運動系の中枢の1つで、線条体（尾状核と被殻からなる）、淡蒼球、視床下核、黒質より成る。**

- ・線条体は大脳皮質や視床からの投射（求心路）を受け、投射された入力を大脳基底核の淡蒼球や黒質に送っている。

・大脳基底核の出力系は淡蒼球内節や黒質網様体で、ここから視床、上丘、脳幹にそれぞれ抑制性出力を送っている。なお、黒質緻密帯からのドーパミンニューロンは、線条体に投射して線条体から出力系への情報伝達を調節している。

・黒質の疾患ではパーキンソン病が、尾状核の病変ではハンチントン舞踏病が生じる。

5．小脳

□ 左右の小脳半球と中央の虫部から成る小脳は、上、中、下 3 対の小脳脚で脳幹と連絡している。

□ 小脳は、体の平衡や姿勢制御、また随意運動調節に関係しているので、小脳に障害が生じると、平衡障害や筋緊張障害、また協同筋や拮抗筋の協調運動が困難になるなど、様々な運動障害が起こってくる。

6．大脳皮質

□ 大脳半球表層の灰白質である大脳皮質は、大脳皮質の内側にある大脳辺縁系と、外側に位置し、ヒトで最も良く発達している新皮質に大別される。

□ 大脳辺縁系は、嗅覚、摂食行動や性行動、また情動や記憶など動物の生存に必要な機能に関係するといわれており、下等な動物ほどこの領域の脳に占める割合が大きい。

・大脳辺縁系は、海馬、帯状回、島の前部、扁桃体、視床下部の一部などから成り、脳幹を取り巻く様に分布している。

□ 大脳新皮質の特定の場所はそれぞれ特定の機能を受け持っており（機能局在）、その機能によって運動性と感覚性に区別される。また、それぞれの皮質野に入った情報は各頭葉の連合野に送られて処理され、そこで判断、記憶、創造などさらに高度の知的機能が営まれる。→ 図 5

① **体性感覚野**：中心溝のすぐ後ろの頭頂葉 "中心後回（3、1、2 野）" にある。

・体性感覚野半球内側面から頂にかけては下肢からの、また頂から外側下方に向かって順に体幹、上肢、顔面、頭部からの体性感覚（主に反対側からの体性感覚）が入力する。

② **運動野**：中心溝のすぐ前の前頭葉 "中心前回（4 野）" にあり、ここには随意運動を司る錐体路の神経細胞（Betz 細胞）が存在する。

・運動野の半球内側面は下肢の運動を、また頂から外側下方に向かって順に体幹、上肢、顔面、頭部の運動中枢があたかも逆立ちしたように配列している（すなわち支配局在性が認められる）。

・なお、4 野の前に位置する 6 野の外側表面の部分を前運動野、また半球内側面に接する部分を補足運動野と呼び、これらの領域は 4 野の運動野に信号を出力しており、これらの中枢は 4 野よりも高位に位置する運動中枢であると考えられている。

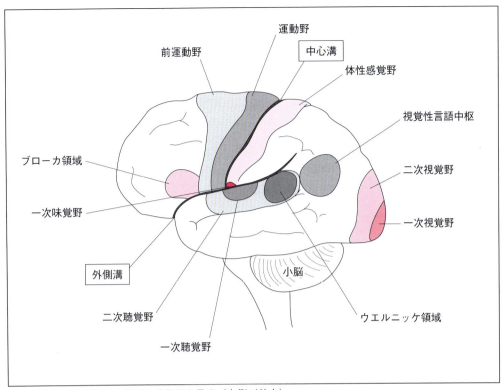

図5　新皮質の機能。左半球の外側面を示す（左側が前方）。

③ **視覚野**：後頭葉半球内側面の17野が一次視覚野、すなわち視覚の第一次中枢である。
・視覚野のすぐ前方の18野は視覚の連合野で、視覚情報の意味を理解する中枢（二次視覚野）である。

④ **聴覚野**：外側溝の下の側頭葉41、42野に一次聴覚野がある。
・聴覚野の外側には、聞こえた音の意味を理解する中枢（二次聴覚野）がある。

⑤ **味覚野**：体性感覚野の最下部で、前頭弁蓋部から島に至る部位に一次味覚野がある。

⑥ **言語中枢**：ブローカ領域とウエルニッケ領域がある。また、ウエルニッケ中枢の後方（頭頂葉後下方にある角回）には視覚性言語中枢（書かれた文字の意味を理解する中枢）がある。
・ヒトの90％以上では、言語機能を司る脳機能は"左半球"のみに存在する（右利きのヒトではほとんどが左半球、また左利きのヒトでも約70％が左半球）。

＜ブローカ領域＞ 前頭葉の44、45野にあり、発語に関わる中枢である。
・ここが侵されると運動性失語症（発語不能）になる。

＜ウエルニッケ領域＞ 側頭葉聴覚野の後背側にあり、音声言語を理解する中枢である。
・ここが侵されると感覚性失語症（言語の意味理解不能）になる。

練習問題

1．神経支配と機能との組み合わせで正しいのはどれか。

a　舌咽神経 ———————— 表情筋の運動

b　顔面神経 ———————— 咬筋の運動

c　舌神経 ———————— 舌の後方 1/3 の味覚

d　舌下神経 ———————— 舌の運動

e　三叉神経 ———————— 顎二腹筋後腹の運動

2．三叉神経について正しいのはどれか。3つ選びなさい。

（1）感覚部と運動部から成る混合神経で脳神経中最も大きい。

（2）運動神経は蝶形骨大翼にある正円孔から頭蓋腔を去る。

（3）α運動神経は閉口筋筋紡錘の錘内（筋）線維に分布する。

（4）感覚神経の起始細胞は中脳路核にも分布する。

（5）体性感覚に関与する求心線維は三叉神経感覚核に終止する。

8
神経系

3．自律神経の働きとして正しいのはどれか。

a　副交感神経節後ニューロンの細胞体上に最も多く存在する受容体はβ受容体である。

b　骨格筋の活動時にはコリン作動性の交感神経による血管拡張がみられる。

c　唾液分泌時には唾液腺の血管を支配する副交感神経の血管拡張神経の活動が増加する。

d　発汗は副交感神経の働きによる。

e　迷走神経を切断すると消化管の蠕動運動は消失する。

解　答

→ 表1（p93）参照

a　顔面表情筋の運動は、顔面神経が支配する。

b　咬筋（咀嚼筋の閉口筋）の運動は、三叉神経の第3枝である下顎神経が支配する。

c　舌の後方1/3の味覚は舌咽神経中の味覚線維が支配する。なお、舌神経は三叉神経第3枝である下顎神経の分枝で、舌前方2/3の体性感覚にかかわっている。

d　正しい。

e　顎二腹筋前腹は三叉神経下顎神経が、顎二腹筋後腹は顔面神経が支配する。

（89, A-37）　1．正解：d

（1）三叉神経は脳神経中最大の神経で、知覚根と運動根から起こる。知覚根には三叉神経節があり、ここから3本の枝（眼神経、上顎神経、下顎神経）を出す。下顎神経には運動根から出た運動神経が合流する。正しい。

（2）三叉神経の第1枝（眼神経）は上眼窩裂、第2枝（上顎神経）は正円孔、第3枝（下顎神経）は卵円孔を通って頭蓋腔を出る。

（3）閉口筋中に存在する筋紡錘の錘内筋線維を支配しているのはγ運動神経である。

（4）閉口筋筋紡錘の一次および二次終末からの求心性信号を伝える感覚神経、および一部の歯根膜受容器を支配する感覚神経の細胞体は三叉神経中脳路核に存在する。正しい。

（5）体性感覚に関与する求心神経線維（一次ニューロン）は三叉神経主知覚核、脊髄路核（これらを合わせて三叉神経感覚核と呼ぶ場合がある）に終止し、そこで二次ニューロンに乗り換わる。

（92, A-20）　2．正解：(1)、(4)、(5)

---

a　副交感神経節前ニューロン末端からはアセチルコリンが放出され、これを受け取る節後ニューロン細胞体上にある主な受容体はニコチン受容体である。

b　骨格筋の活動直前には骨格筋内血管が拡張して血流が増加する。この血管拡張は交感神経血管拡張神経によるもので、血管拡張交感神経節後ニューロン末端からはノルアドレナリンではなくアセチルコリンが放出される。正しい。

c　唾液腺には副交感神経血管拡張線維があり、節後ニューロン末端からはアセチルコリンやVIP（vasoactive intestinal peptide）が放出されて、血管が拡張されるが、この作用が唾液腺に対する単独の作用かどうかは不明である。現在のところ、唾液分泌時に唾液腺内血流量が増加するのは、唾液腺細胞から遊離したカリクレインが血漿中のキニノーゲンに作用してブラジキニンが産生され、この結果、血管拡張が生じると考えられている。

d　発汗は交感神経の作用で生じる。しかしながら、この汗腺を支配する交感神経（発汗神経ともいう）の節後ニューロン末端からは、ノルアドレナリンではなくアセチルコリンが放出される。

e　迷走神経を遮断しても消化管の蠕動運動は消失しないことから、蠕動運動は消化管自身に備わった自動能であることがわかる。

（84, A-5）　3．正解：b

4．正しいのはどれか。3つ選びなさい。

(1) 脊髄前根には感覚神経が入り、脊髄後根からは運動神経が出る。

(2) 脳幹には循環、呼吸、血管運動などの自律機能に関わる中枢がある。

(3) 交感神経は脊髄のみから出るのに対し、副交感神経は脳幹のみから脳神経に混在して出る。

(4) 中脳には対光反射時の縮瞳の中枢が存在する。

(5) 上行性網様体賦活系は覚醒や睡眠調節にかかわっている。

5．誤っているのはどれか。すべて選びなさい。

(1) 聴覚インパルスは視床の外側膝状体で最終伝導路に中継される。

(2) 視覚インパルスは視床の内側膝状体で最終伝導路に中継される。

(3) 摂食中枢のグルコース感受性ニューロンは、血糖値の上昇で活動が促進される。

(4) 大脳基底核は身体運動を統合する錐体外路系の中枢の一つである。

(5) 小脳が侵されると、身体の平衡障害、運動失調、筋緊張低下などが生じる。

（1）「脊髄前根からは運動神経が出て、後根には感覚神経が入る」これをベル・マジャンディの法則という。

（2）正しい。具体的な中枢については本文（p97）参照。

（3）交感神経節前ニューロンは第1胸髄から第3腰髄にかけて出ていく。一方、副交感神経節前ニューロンは脳神経の動眼神経、顔面神経、舌咽神経、迷走神経に含まれて脳幹を発するものと、仙髄（第2〜4）から出るものがある。

（4）対光反射時の縮瞳は動眼神経中の副交感神経による。この反射は、視神経からの求心性信号が上丘吻側に隣接する視蓋前域オリーブ核に入った後、同側および対側の動眼神経核に至り、ここ（正しくは動眼神経核背側にあるエディンガー・ウエストファル核：副交感性の動眼神経副核）から出る副交感神経を介して両側の瞳孔を縮瞳させる。正しい。

（5）上行性網様体賦活系の活動低下は睡眠を誘発する。正しい。

4．正解：（2）、（4）、（5）

（1）外側膝状体は誤り。

　　内耳蝸牛の有毛細胞からのインパルスは、蝸牛神経背側核および腹側核で二次ニューロンに乗り換えた後、中脳の下丘核で次のニューロンに乗り換え、視床の内側膝状体で最終ニューロンに乗り換えて大脳皮質の一次聴覚野に至る。

（2）内側膝状体は誤り。

　　網膜の視細胞からのインパルスは、視神経を介して、間脳の外側膝状体でニューロンを乗り換え、後頭葉の一次視覚野に至る。なお、外側膝状体に至る視神経のうち、網膜の鼻半側からのインパルスを伝える視神経線維は、視交叉（→ 図4　脳の正中断面図（p98）参照）で交叉し反対側の外側膝状体に終止する。

（3）誤っている。

　　視床下部にある摂食中枢のグルコース感受性ニューロンは、血糖値の上昇で活動が抑制される。したがって、食事後に生じる一過性の血糖値の上昇（食事性高血糖）によって摂食中枢の興奮が収まり空腹感が消失する。

（4）したがって大脳基底核に病変が生じると、パーキンソン病（筋固縮、振戦、姿勢制御不全など）や不随性運動誘発（ハンチントン舞踏病）などが生じる。正しい。

（5）小脳は大脳皮質や末梢からの感覚入力を受けて、随意運動発現時に、実際に行われている身体運動を本来目的とした運動形態に調整する機能（自動制御機能）を持っている。したがって、小脳が損傷すると、損傷した部位に応じて様々な運動機能障害が生じてくる。正しい。

5．正解：（1）、（2）、（3）

8
神経系

6．大脳皮質の機能について正しい組み合わせはどれか。

(1) 前頭葉 ──────── 体性感覚野 ──────── 体性感覚の入力

(2) 前頭葉 ──────── 運動野 ──────── 錐体路の起始細胞

(3) 後頭葉 ──────── 聴覚野 ──────── 聴覚インパルスが入力する

(4) 前頭葉 ──────── ブローカ領域 ──────── 音声言語の理解

(5) 側頭葉 ──────── ウエルニッケ領域 ──────── 発語の中枢

→ 図5（p101）参照

（1）体性感覚野は頭頂葉の中心後回（中心溝のすぐ後ろ）にある。

（2）逆立ちした支配局在が認められる（→ 本文（p100）参照）。正しい。

（3）一次聴覚野は側頭葉の41、42野にある。

（4）前頭葉のブローカ領域は発語に関わる中枢である。

（5）側頭葉のウエルニッケ領域は音声言語の意味理解の中枢である。

6 . 正解：（2）

9 　感覚

1．感覚の分類

□**感覚は、体性感覚、内臓感覚および特殊感覚に大別される。** → 表1

・体性感覚と内臓感覚を合わせて一般感覚という。

感覚の分類			感覚の種類	感覚受容器
一般感覚	体性感覚	皮膚感覚	触・圧覚	皮膚機械受容器、神経終末
			温覚	自由神経終末（C線維）
			冷覚	自由神経終末（Aδ線維）
			痛覚	自由神経終末（Aδ、C線維）
		深部感覚	振動・位置・運動	関節受容器、筋紡錘、腱器官
			痛覚	自由神経終末
	内臓感覚	臓器感覚	渇き感	浸透圧受容ニューロン
			空腹感	グルコース感受性ニューロンなど
			便意・尿意	直腸壁や膀胱壁の伸張受容器
			血圧	頸動脈洞などの圧受容器
			（他）	
		内臓痛覚	痛覚	自由神経終末（C線維）
特殊感覚			視覚	杆体、錐体
			聴覚	有毛細胞
			平衡感覚	有毛細胞
			嗅覚	嗅細胞
			味覚	味細胞

表1　感覚の分類

（1）体性感覚

□**体性感覚は皮膚感覚（表面感覚）と深部感覚に分けられる。**

□**皮膚感覚には触・圧覚、冷覚、温覚、皮膚痛覚がある。**

・皮膚や粘膜に点状に分布する閾値の低い領域を感覚点といい、痛点、触（圧）点、冷点、温点があり、感覚点の密度は部位によって異なるが、密度の順番（痛点＞触点＞冷点＞温点）は皮膚のどの部位でも変わらない。

- 指先や舌尖など感覚が鋭敏な部位では感覚点密度が高い。
- 触・圧覚の受容は、皮膚にあるマイスネル小体、パチニ小体、クラウゼ小体などの速順応性機械受容器やメルケル触覚盤、ルフィニ小体などの機械受容器がかかわっている。
- 温度感覚は、表皮基底層の自由神経終末で受容される。
- 痛覚は、痛覚線維である有髄のＡδ線維、および無髄のＣ線維の自由神経終末で受容される（→「1 細胞およびその機能」の表1（p8）を参照）。
- 鋭い痛みで早期に発現する一次痛は有髄のＡδ痛覚線維によって、また遅れて発現する鈍い痛みの二次痛は無髄のＣ痛覚線維によって伝えられた痛みといわれている。
- 痛覚線維であるＣ線維には、痛みを起こす（侵害性の）強い機械刺激や熱刺激、またヒスタミンやセロトニンなどの発痛物質に1本の線維ですべて応答してしまう"ポリモーダルなＣ線維"が存在する。
- 痛覚は順応しにくい特徴がある。

□ 深部感覚は、筋・関節・骨膜などから伝えられる振動感覚、位置感覚、運動感覚（これらは固有感覚とも呼ばれる）と深部痛覚がある。

- 深部感覚には筋や腱の筋紡錘、腱器官、また関節のパチニ小体やルフィニ小体、また、皮膚や骨膜の自由神経終末がかかわっている。
- 深部痛覚は、筋、腱、関節、骨膜などから生じる痛みで、皮膚痛覚に比べて鈍く、持続的で、局在は不明瞭である。
- 深部痛覚は自由神経終末で受容され、筋収縮による筋痛などの場合は、遊離された発痛物質が神経終末を刺激して痛みが起こるといわれている。

（2）内臓感覚

□ 内臓感覚は内臓痛覚と臓器感覚とに分けられる。

- 内臓痛覚の受容器は無髄のＣ線維の自由神経終末である。
- 一般に、内臓痛覚は持続的で局在は不明瞭、また不快感を誘発し、ときに吐き気や嘔吐などの症状を伴う。
- 平滑筋でできている管状器官（胃、腸、胆道、尿管など）は、通常、温度刺激や機械刺激を与えても痛みは生じないが、強い収縮や急激な伸展刺激では強い痛みを生じる。
- 内臓痛覚はしばしば"関連痛"を起こす。
- "関連痛（連関痛とも呼ばれる）"は、内臓からの痛みを伝える感覚神経が、体表からの痛みを伝える感覚神経とともに、同一のニューロンにシナプス結合している（収束している）ために、そのニューロンを上行する感覚情報によって、脳があたかも皮膚が痛むように錯覚してしまう現象である（→ 図1（p110））。心臓発作時に左胸と左腕に痛みを感じるのはこのためである。

□ 臓器感覚には、空腹感、渇き感、吐き気、便意、尿意、性欲、悪心などがあり、これらは生体の基本的な欲求の表れであるため、原始感覚ともいわれる。

- 臓器感覚の中には、自律神経反射の求心路としての役割を担っているものも多い（→「3 心臓および循環－心臓反射」の項（p38）、「5 消化および吸収－排便反射」の項（p63）等を参照）。

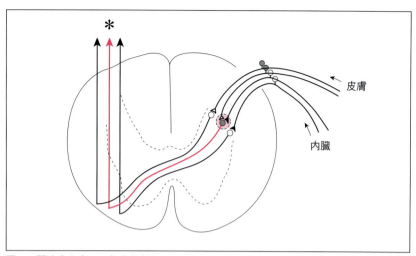

図1　関連痛を生じる収束投射
＊印の上行性感覚二次ニューロンは、皮膚と内臓からの感覚一次ニューロンがシナプス結合しているため、関連痛を起こす。

（3）特殊感覚

□特殊感覚には、①視覚、②聴覚、③平衡感覚、④味覚、⑤嗅覚がある。

① 視覚

□視覚の受容器である視細胞には、杆体（杆状体細胞）と錐体（錘状体細胞）があり、前者は明暗に、また後者は色覚に関与する。

- 杆体にはロドプシンが含まれ、その生成にはビタミンAが関与する。
- 錐体には、赤・緑・青のどれか1つに感光する色素が含まれており、色の感覚はこの3色の組み合わせで生じる（ヘルムホルツの三原色説）。
- 3種の錐体のいずれかに異常があると、色覚異常（色盲など）が生じる。
- ヒトの可視光線は400nm（紫）～800nm（赤）である。

② 聴覚

□聴覚は、蝸牛の基底膜上の有毛細胞で受容される。

- 音の振動が、鼓膜 → 耳小骨（ツチ骨、キヌタ骨、アブミ骨）→ 卵円窓と伝わると、蝸牛の基底膜が振動し、基底膜上の有毛細胞（内有毛細胞）の毛が曲がることで有毛細胞に受容器電位が生じる。
- 基底膜が最大に振動する部位は、低音のときは蝸牛の先端部分が、また高音になるのに従い次第に手前（アブミ骨底側）に近づいてくる（ベケシーの進行波説）。
- ヒトの可聴音域は、16～20Hz（低音）から20,000Hz（高音）の範囲である。また、加齢により高音から聴力が低下する。

③ 平衡覚

- 平衡感覚は、3つの半器官膨大部にある有毛細胞と、球形嚢や卵形嚢の平衡斑の有毛細胞で受容

される。

- ・半規官膨大部は身体の回転運動を、また平衡斑は加速度や重力を検出する。

④ 味覚（→「口腔生理学−1　口腔感覚」の項（p123）を参照）

⑤ 嗅覚

□ **嗅覚は、嗅粘膜にある嗅細胞で受容される。**

- ・吸気中の"ニオイ物質"が粘液に溶け込んだ後、嗅細胞先端の嗅毛（数本ある）にある受容体に結合すると、GタンパクにGTPが結合してアデニル酸シクラーゼが活性化し、ATPに作用してcAMPが産生され、cAMPがNaイオンチャネルを開けてゆっくりした脱分極が生じ、やがて活動電位が発生する（cGMPで開くNaチャネルも見い出されている）。
- ・嗅細胞から伸びる1本の細い軸索（→図2（p112）参照）は、篩骨を貫いて、嗅球に至る。

2. 感覚の一般的性質

□**感覚受容器にはそれぞれ"適刺激"がある。**

- ・1例を挙げれば、視細胞は光刺激が適刺激である。
- ・適刺激以外の刺激に対しては、刺激閾値が著しく高く興奮しない（ただし電気刺激を用いた場合には、多くの受容器を興奮させることができる）。

□ **1つの感覚器にいろいろな方法で刺激を加えても、発現する感覚は1種類であることを"特殊感覚の法則（ヨハネス ミューラーの法則）"という。**

- ・1例を挙げれば、視神経を電気刺激しても"光"の感覚が発現する。

□**刺激の強さ R を変化させ $R+\Delta R$ としたとき、R と $R+\Delta R$ の違いを識別できる最少の差（すなわち、初めて差を識別できたときの ΔR）を弁別閾（識別閾）という。**

- ・弁別閾（ΔR）は、刺激の強さが中程度の範囲内では刺激強度 R に比例する、すなわち $\Delta R / R = K$（K は定数でウェーバー比と呼ばれる）であることを"ウェーバーの法則"と呼ぶ。
- ・フェヒナーは、感覚の強さ（E）は刺激の強さ（R）の対数に比例する（$E = k \log R + C$，k と C は定数）と考えた。これを"ウェーバー・フェヒナーの法則"という。
- ・スティーブンスは、感覚の強さ（E）は刺激の強さ（R）のベキ関数（n）として表せるとした。すなわち、$E = K(R-R_0)^n$ で表される。この式の R_0 は閾刺激の強さ、k と n は定数である。これを"ベキ関数の法則"と呼ぶ。
- ・ベキ関数の n の値は感覚によって異なる。

□**一般に、同一刺激を感覚受容器に与え続けていると、それに対する感覚の強さが次第に減少していくことを、感覚の"順応（adaptation）"という。**

- ・刺激の強さは感覚神経のインパルス頻度に変換されるが、一定の強度の刺激を与え続けると感覚神経のインパルス頻度は次第に減少していく。これをインパルスの順応という。

3．感覚受容器

□感覚受容器には、ニューロン自身が受容器となっている"一次感覚細胞"と、非神経細胞（例：味細胞は上皮細胞）が受容器となり一次求心性感覚ニューロンとシナプス結合している"二次感覚細胞"に大別される。→ 図2

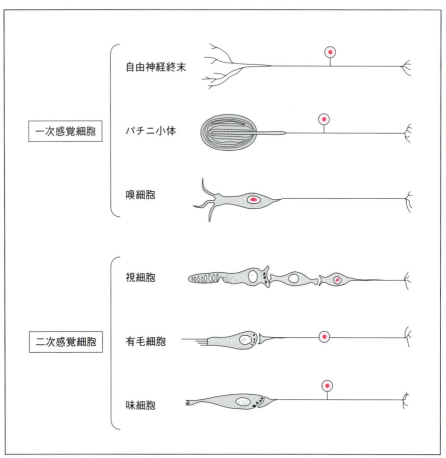

図2　一次感覚細胞と二次感覚細胞の代表例

- 一次感覚細胞には、自由神経終末、マイスネル小体やパチニ小体など神経終末が受容器になっているものや、嗅細胞（1本の軸索を嗅球に送っている）などがある。
- 二次感覚細胞には、味細胞、視細胞、内耳の有毛細胞などがある。

□感覚受容器に刺激が加わると、細胞膜の脱分極（視細胞などでは過分極）の電位変化が生じる。これを"受容器電位（receptor potential）"と呼んでいる。

- 脊椎動物の視細胞（杆体と錘体）では、光刺激で過分極性の受容器電位（視細胞電位）が得られる。

・蝸牛や半器官などにある有毛細胞では、感覚毛が不動毛側から動毛（１本の長い感覚毛）方向に曲げられると脱分極が、この逆方向に曲げられると過分極が生じる。

□一次感覚細胞の神経終末（感覚受容部位）で生じる脱分極は、感覚神経に直接インパルスを発生させるために"起動電位（generator potential）"と呼ばれている。

練習問題

1．痛覚について正しいのはどれか。2つ選びなさい。

（1）一次痛はC線維によって伝導される。

（2）内臓痛は局在の判別性が高い。

（3）平滑筋の収縮は内臓痛を引き起こす。

（4）感覚点のうち痛点の分布密度が最も高い。

（5）感覚線維は前根を経て脊髄前角に入る。

2．感覚に関する記述で正しいのはどれか。

a　感覚の強さと刺激の強さとの間にはベキ関数関係が成り立つが、ベキ関数のnは感覚の種類が変わっても常に一定である。

b　パチニ小体は一次感覚細胞、嗅細胞は二次感覚細胞である。

c　感覚細胞の受容器電位には、過分極応答を示すものもある。

d　関連痛は、原因となる内臓の真上の皮膚上に痛みを感じる。

e　発現する感覚の種類は、刺激を受けた感覚器の種類ではなく、感覚器に与えられた刺激の種類で決まる。

3．口渇を起こす因子はどれか。2つ選びなさい。

（1）血圧上昇

（2）心拍数減少

（3）血糖値低下

（4）体液量減少

（5）細胞外液浸透圧上昇

解 答

(1) 鋭く速い痛み（一次痛）は有髄のＡδ線維、鈍く遅い痛み（二次痛）は無髄のＣ線維を伝わって伝導される。

(2) 内臓痛覚にかかわる感覚神経の受容野は著しく広いため、内臓痛の局在の判別性は低い。

(3) 通常、蠕動運動などの平滑筋の機能的な収縮では痛みは起こらないが、強い収縮や伸展刺激では痛みが生じる。正しい。

(4) 分布密度の順は、痛点＞触・圧点＞冷点＞温点である。正しい。

(5) 感覚神経線維は脊髄後根から脊髄に入る。

(94, A-4)　1．正解：(3)、(4)

a　ベキ関数のnは、感覚によって異なる（例：300Hz時の聴覚0.67、痛覚3.5など）。

b　嗅細胞も一次感覚細胞（→ 図2 (p112) 参照）である。

c　受容器電位は大部分が脱分極性であるが、視細胞電位は過分極性、また有毛細胞の毛の動毛から不動毛方向への屈曲で過分極性の電位が記録される。正しい。

d　関連痛は、原因となる内臓が所属する分節内の皮膚表面に痛みを感じる。

e　一つの感覚器にいろいろな種類の刺激を与えても、発現する感覚はその感覚器の関与する１種類の感覚しか発現しない（特殊感覚の法則またはヨハネス ミューラーの法則と呼ばれる。例：冷点に50℃の熱刺激を加えると冷覚を感じる）。

2．正解：c

これは内臓感覚（臓器感覚）の１つである"口渇"に関する問題であるので、感覚の問題に入れた。"口渇"については「2　血液および体液－体液調節」の項 (p26) や「8　神経系－視床下部」の項 (p99) を参照。

(1) 細胞外液量増大などで血圧が上昇した場合には口渇は減少する。また、視床下部には血中のアンギオテンシンⅡを受容してその情報を飲水中枢に送るニューロンがあり、血圧が上昇すると、腎臓の傍糸球体細胞からのレニン分泌が減少して血中アンギオテンシンⅡ濃度が減り、飲水中枢に入力する信号量が減るので、渇き感は減少する。

(2) 心拍数と口渇との直接的な関係はない。しかし、"心拍数減少"を"交感神経活動の減少した結果"と捉えれば、交感神経活動の増大によって腎臓からのレニン分泌が増すことが知られているので、心拍数減少時（交感神経活動低下時）にはレニン分泌が減り、(1) の解説の如く、渇き感は減少する。

(3) 血糖値の減少は血漿浸透圧を低下させ、渇き感を起こさない。

(4) 体液量が減少すると血漿浸透圧が上昇し、それを視床下部や内臓の浸透圧受容ニューロンが検出してその情報を飲水中枢に送り、その結果、渇き感が生じる。正しい。

(5) 正しい。(4) の解説参照。

(90, A-5)　3．正解：(4)、(5)

9
感覚

4．以下の組み合わせで正しいのはどれか。

a 錐体　―――――― 明暗

b 平衡斑　――――― 回転運動

c 低音　―――――― 頂に近い基底膜が振動

d 嗅細胞　――――― 二次感覚細胞

e 杆体　―――――― 色覚

a 錐体は色覚に関係する。

b 平衡斑は加速度や重力を受容。回転運動は三半器官。

c 正しい。

d 嗅細胞は一次感覚細胞。

e 杆体は明暗に関係する。

4．正解：c

MEMO

口腔生理学

1　口腔感覚

2　唾液および唾液腺

3　顎運動と咀嚼

4　嚥下および嘔吐

5　発声および発音

1 口腔感覚

1．口腔領域の体性感覚

（1）表面感覚

□ **口腔粘膜の感覚点密度は、皮膚と同様に痛点＞触・圧点＞冷点＞温点の順に低くなる。また、一般に、これらの感覚点密度は口腔前方部の方が後方部よりも高い。**

・口腔粘膜感覚の大部分は三叉神経支配である。

・皮膚とは異なり、口腔粘膜の受容器にはパチニ小体と毛嚢終末は存在しない。

・口唇では赤唇部（粘膜移行部）で密度が最大（鋭敏）である。

・頬粘膜は、ほかの部位の口腔粘膜に比べて感覚点密度は低いが、特に第二大臼歯から口角にかけての帯状の領域（キーゾウ領域と呼ばれる）での痛点は極めて少ない。

> キーゾウ領域は、咀嚼時に食物や食片が咬合面から口腔前庭側（頬側）にこぼれ落ちないように保持する役割を持っている。もしこの部位の痛覚が鋭敏であったなら、尖った食片を保持するような場合には、すぐに痛みが生じて保持機能を十分に果たせなくなってしまう。このために、キーゾウ領域では痛覚に対する感度は低く押さえられている。

・上顎歯肉では、切歯部が密度が高く、大臼歯になるのに従い密度は低下する。

・同一部位を比べた場合、下顎歯肉は上顎歯肉より密度が高い。

・下顎歯肉では、切歯部より臼歯部の方が密度が高くなる。これは、下顎頬側歯肉には頬神経支配が加わってくるためである。

・口蓋前方部（切歯乳頭など）では密度が高い（鋭敏である）が、後方に行くにつれ密度は低くなる。しかし、口蓋垂前面の軟口蓋で再び高くなる。

・舌は、舌尖で最も密度が高く、舌前方部では低くなる。しかし、後方部では再びやや高くなる。

・舌の前2/3（分界溝より前方）の表面感覚は三叉神経下顎枝の分枝である舌神経が、また後1/3（分界溝より後方）の表面感覚は舌咽神経が支配する。また舌根中央部は舌咽神経に加えて、迷走神経の支配を受ける。→ 図1

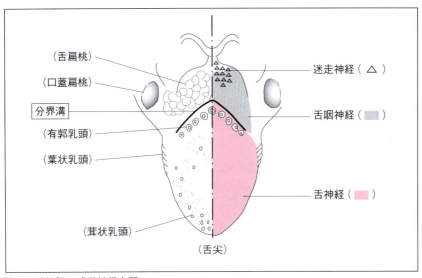

図1　舌粘膜の感覚神経支配

（2）口腔領域の深部感覚

□口腔領域の深部感覚には、①歯（歯髄・象牙質）、②歯根膜、③咀嚼筋や舌筋、④顎関節などからの感覚がある。

① 歯の感覚

□歯髄・象牙質での感覚は痛覚、すなわち"歯痛"で、痛みの局在性は不明瞭である。

- 歯痛は皮膚上に関連痛（連関痛）を起こす場合がある（関連痛は「9 感覚」(p109)参照）。
- 根尖孔から歯髄に入る歯髄神経の大部分が痛覚線維のAδおよびC線維で構成されているが、この他に、プレペインに関係するといわれているAβ線維、また歯髄内血管を支配する自律神経線維がわずかに含まれている。
- 歯髄線維は象牙芽細胞下神経叢（ラシュコフ神経叢）を出ると直径1μm以下の無髄線維となり、象牙前質や象牙細管内で自由神経終末となって終わる。

□エナメル象牙境での歯痛の発現は、"動水力学説"で説明される。

- 動水力学説とは、「刺激が象牙細管表面に与えられると細管内液が急速に移動し、その移動によって歯髄神経の自由神経終末が機械刺激され興奮が生じる」という説である。
- 動水力学説とともに、有力になりつつある説は"象牙芽細胞説"である。これは、「象牙芽細胞の先端突起が刺激を受容すると、象牙芽細胞に受容器電位が発生し、その電気的興奮が象牙芽細胞と神経終末との間のギャップジャンクションを介して直接神経に伝わり活動電位が発生する」という説である。

② 歯根膜の感覚

□歯根膜感覚には、歯の触・圧覚、痛覚、固有感覚がある。

- 歯の触・圧覚は、咀嚼する食物の物性や上下歯の接触状態を検出している。
- 歯の触・圧覚には、歯根膜のクラウゼ小体（速順応性）、ルフィニ小体（遅順応性）、自由神経終末が関与する。
- 歯の触・圧覚は臼歯に比べて前歯の方が鋭敏である。これは前歯の方が受容器密度が高く、また動揺しやすいためである。
- 過度の咬合力が歯に加わった場合や、歯根膜炎では歯根膜痛覚が生じる。この場合の痛みの局在は明瞭である。
- 歯根膜の固有受容器から生じる固有感覚は、咀嚼筋の収縮状態を反射性に調整し、咀嚼時の咬合力の自動調節に貢献している（歯根膜咬筋反射）。
- 歯根膜受容器を支配する感覚神経は
    a．三叉神経節に細胞体を持つもの（触・圧覚受容器、痛覚受容器を支配する）
    b．三叉神経中脳路核に細胞体を持つもの（固有受容器を支配する）
  の2系統がある。

③ 咀嚼筋や舌筋の感覚

□ **ヒトの閉口筋や舌筋（特に舌前方部の内舌筋）には多数の筋紡錘が存在する。**

- 閉口筋筋紡錘の一次終末を支配するⅠa線維、二次終末を支配するⅡ群線維の細胞体はともに三叉神経中脳路核にある。また、錘内筋線維（筋紡錘内の筋線維、これに対し一般の骨格筋線維を"錘外筋線維"と呼ぶ）を支配するγ運動神経の細胞体は、錘外筋線維を支配するα運動神経と同様に三叉神経運動核にある。→ 図2

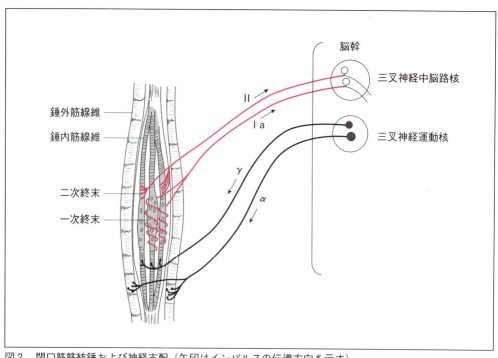

図2　閉口筋筋紡錘および神経支配（矢印はインパルスの伝導方向を示す）

- 舌筋筋紡錘からの感覚神経線維は舌下神経を経由して三叉神経中脳路核へ、あるいは舌下神経から頸神経を介して脊髄へ入ると考えられている。
- 咀嚼筋には腱器官がわずかに存在する。
- 咀嚼筋にはⅢ群とⅣ群（AδとC線維に相当：→「1 細胞およびその機能」の表2（p8）参照）の感覚線維の自由神経終末が分布しており、機械刺激受容とともに痛覚（筋痛）の受容を行っている。

④ 顎関節の感覚

□ 顎関節からの感覚は下顎の位置・運動感覚に関わり、下顎運動や開口度の調節に貢献している。

- 顎関節にはルフィニ小体やパチニ小体などの機械受容器と自由神経終末がある。

（3）口腔体性感覚の上行伝導路

□ 一般に、口腔領域からの体性感覚情報は、3つのニューロンを経由して大脳皮質体性感覚野に至る。

① 第一次ニューロン
- 口腔領域の感覚受容器の大部分を支配する第一次ニューロンの細胞体は三叉神経節（半月神経節とも呼ばれる）にあり（注：前述したように三叉神経中脳路核に細胞体を持つものもある）、その中枢側軸索は三叉神経感覚核（三叉神経主知覚核、三叉神経脊髄路核）に終止する。
- 触覚、圧覚は主に三叉神経主知覚核に、温度感覚、痛覚は主に三叉神経脊髄路核に入る。

② 第二次ニューロン
- 第二次ニューロンの細胞体は三叉神経感覚核にある。
- 第二次ニューロンの大部分は交叉した後、反対側の視床に至る。

③ 第三次ニューロン
- 第三次ニューロンの細胞体は、視床の後内側腹側核にある。
- 第三次ニューロンは一次体性感覚野（中心後回下部の大脳皮質体性感覚野顔面領域）と二次体性感覚野（外側溝上壁）に至る。

2．味覚

□ 味覚には、甘味、塩味、酸味、苦味の四基本味がある。

- 最近はこれにアミノ酸などの“旨（うま）味”を加え、5基本味とする場合もある。
- 味覚閾値には検知閾値（水と判別できる最小濃度；通常この閾値を味覚閾値という）と認知閾値（知覚できる味刺激液の最小濃度）があり、認知閾値の方が高い値を示す。
- 味覚閾値の大きさは、甘味＞塩味＞酸味＞苦味で、苦味が最も閾値が低い（苦味は最も低濃度で感じることができる）。

・加齢に伴い、塩味や苦味の閾値（特に塩味閾値）は上昇するが、酸味の閾値上昇は少ない（加齢が進んでも甘味や酸味の閾値はほとんど上昇しないという報告もある）。

□ 味覚の受容器は味蕾の味細胞である。

・味細胞は約10日で生まれ変わる。
・味蕾は、1つの茸状乳頭に3～4個、1つの有郭乳頭に300～350個、1つの葉状乳頭に約1,300個存在するといわれている。ちなみにヒトの舌の茸状乳頭は平均300個、有郭乳頭は6～12個、葉状乳頭は左右の舌縁に1つずつ計2つある（→ 図1（p121）参照）。
・味蕾は、軟口蓋、咽頭壁、喉頭などにも存在する。
・味細胞の底部で味覚神経とシナプスを形成している。

□ 味細胞での味物質の受容は、

① 味物質が味細胞先端の微絨毛（microvilli）の受容体に結合することで（甘味、苦味、おそらく旨味も）
② 陽イオンが微絨毛のイオンチャネルを通って入ることで（塩味）
③ 陽イオンがチャネルを通って入るか、陽イオンが微絨毛の他のイオンチャネルを開けてほかの陽イオンが入ることで、あるいは微絨毛にあるKチャネルを閉じることで（酸味）
開始される。→ 図3

・ **塩味の受容：**
微絨毛にあるイオンチャネルからNaイオンが味細胞内に入り、味細胞を脱分極させて（受容器電位の発生）神経伝達物質の放出が起こる。
・ **酸味の受容：**
Hイオンが微絨毛にあるイオンチャネルを通って味細胞内に入り、そのことによって脱分極が生じて神経伝達物質が放出される。この他に、Hイオンが微絨毛のKイオンチャンネルを閉鎖させることによって脱分極が起こる、あるいはHイオンが微絨毛の他の陽イオンチャネルを開けて脱分極が起こる、などの説もある。
・ **甘味の受容：**
甘味物質が微絨毛の受容体に結合し、セカンドメッセンジャー（cAMPなど）を介して、基底側膜のKチャネルを閉鎖して味細胞が脱分極し、神経伝達物質が放出される。
・ **苦味の受容：**
苦味物質が微絨毛の受容体に結合し、セカンドメッセンジャー（IP3）を介して味細胞の小胞体からCaイオンをさせて、あるいはセカンドメッセンジャー（cAMP）を介して基底側膜のKチャネルを閉鎖して味細胞が脱分極し、神経伝達物質が放出される。

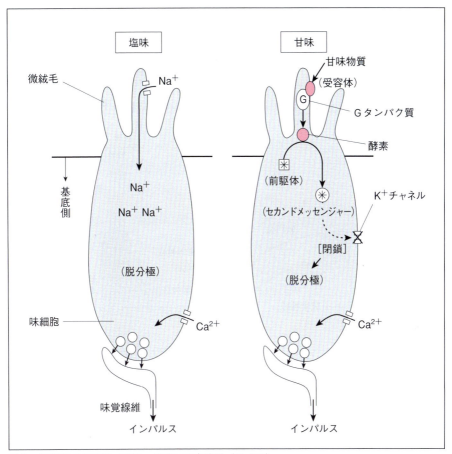

図3 味細胞での味覚（塩味、甘味）受容機構（模式図）

□ 舌の前方2/3の味蕾からの味覚情報は顔面神経の分枝である鼓索神経、後ろ1/3の味蕾からの味覚情報は舌咽神経、軟口蓋味蕾からの味覚情報は顔面神経の分枝である大錐体神経、咽頭や喉頭の味蕾からの味覚情報は迷走神経（上喉頭神経）中の味覚線維によって、延髄孤束核に入力し、そこで第二次ニューロンに移行する。第二次ニューロンの大部分は、交叉せずに同側を上行して視床で第三次ニューロンに乗り換わり、第三次ニューロンは大脳皮質一次味覚野（前頭弁蓋部から島に至る部分 →「8 神経系」の図5（p101）参照）に至る。→ 図4

・孤束核に入った味覚情報の一部は、介在ニューロンを介して延髄の上・下唾液核と連絡し、味覚刺激による反射性唾液分泌の反射経路を形成する。

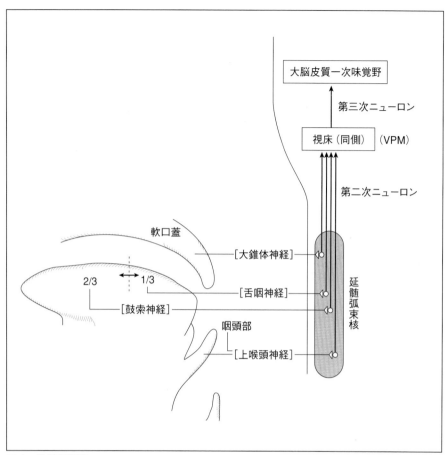

図4 味覚伝導路

MEMO

練習問題

1．口腔の感覚について正しいのはどれか。2つ選びなさい。

(1) 口腔粘膜の体性感覚には皮膚にあるすべての感覚受容器がかかわっている。

(2) 下顎歯肉では前歯部に比べて臼歯部の方が受容器密度が高い。

(3) 歯根膜機械受容器の1つであるルフィニ小体は、主に歯の圧覚を受容する。

(4) 歯根膜固有受容器を支配する感覚神経の細胞体は、主に三叉神経節にある。

(5) 舌の前方2/3の表面感覚は、鼓索神経中の感覚神経で中枢に伝えられる。

2．歯の痛みについて正しいのはどれか。すべて選びなさい。

(1) 象牙質の表層と深層との温度差が大きいと痛みは少ない。

(2) 象牙細管内の組織液の対流が起こらないほうが痛みは少ない。

(3) 象牙細管内の神経線維の損傷がなくても痛みは生じうる。

(4) (動)水力学説は象牙質の表層に神経線維が存在することを前提としている。

(5) 痛覚閾値は、象牙質中央部よりもエナメル象牙境の方が高い。

3．味覚物質により味細胞に引き起こされる電位はどれか。

a　活動電位

b　終板電位

c　シナプス電位

d　起動電位

e　受容器電位

4．味覚について正しいのはどれか。2つ選びなさい。

(1) しきいは高齢者の方が若年者より低い。

(2) 舌の前方2/3は鼓索神経により支配される。

(3) 舌根部は苦味に対して鋭敏である。

(4) 舌縁部は甘味に対して鋭敏である。

(5) 味蕾は舌尖部に多く存在する。

解 答

(1) 口腔粘膜には、パチニ小体と毛嚢終末がない。

(2) 下顎頬側歯肉では頬神経支配が加わってくるため、感覚点密度が高くなる。正しい。

(3) ルフィニ小体は遅順応性の機械受容器であり、主に圧覚に関与する。正しい。

(4) 歯根膜固有受容器を支配する感覚神経の細胞体は主に三叉神経中脳路核にあり、歯根膜咬筋反射の求心路になっている。

(5) 舌前方2/3の表面感覚は、下顎神経（三叉神経第三枝）の分枝である舌神経が関与する。

1．正解：(2)、(3)

---

(1) 温度差が大きいと、細管内の液の移動が速く大きくなり、そのために生じる痛みは大きくなる。

(2) 正しい。

(3) 細管内の液の移動があれば痛みは生じる。正しい。

(4) 動水力学説は、神経終末がエナメル象牙境まで来ていないことを前提としている。

(5) エナメル象牙境の方が痛覚閾値が低い（強い痛みが生じる）。(88, A-26 の e)

(83, A-4 に選択肢追加)　2．正解：(2)、(3)

味覚の受容器である味細胞は二次感覚細胞なので（→「9 感覚」(p112) 参照）、味物質が味細胞に作用すると脱分極性の"受容器電位"が発生し、これにより味細胞底部から神経伝達物質が放出される。放出された伝達物質は、シナプス後膜（シナプスの味神経側）に興奮性シナプス後電位（EPSP）を発生させ、それによって味覚神経線維に活動電位が生じて軸索を中枢へと伝導していく（求心性インパルス）。なお、終板電位とは通常、神経筋接合部で終板（筋線維側）に生じる脱分極性の電位のことをいう。

(87, A-4)　3．正解：e

---

(1) 一般に、「味覚閾値は加齢とともに、塩味＞苦味＞甘味＞酸味の順で高くなる」といわれているが、甘味や酸味の閾値、特に酸味の閾値ははほとんど変化しないという報告もある。いずれにしても、高齢者の味覚閾値が若年者より低いことはない。

(2) 正しい。(→ 図4 味覚伝導路 (p126) 参照)

(3) 一般に、舌根部は苦味を良く感じるといわれている。これを否定する見解もあるが、たとえ舌根部で苦味に対する特異的な感受性がなくても、軟口蓋の苦味閾値はかなり低いことから、舌根部で苦味を良く感じるように意識されるのであろう。正しい。

(4) 一般に、舌縁部は酸味に対する感度が良いといわれている。しかしながら、上述した苦味の場合と同様に、舌縁部での酸味に対する特異的な感受性を否定する（舌尖部での甘味や舌尖・舌縁での塩味についても同様に否定する）見解もある。

(5) 味蕾を有する乳頭の数を問うのであれば、舌尖から舌前方2/3にかけて約300の茸状乳頭があるので正しいが、1つの茸状乳頭当たり味蕾は3〜4個である。これに対し1つの有郭乳頭の味蕾は300〜350個、葉状乳頭では約1,300個存在するといわれており、「舌尖に特に味蕾が多い」ということはできない。

(89, A-35)　4．正解：(2)、(3)

1　口腔感覚

129

2　唾液および唾液腺

1．唾液腺

□唾液腺は腺房部と導管部から成る。→ 図1

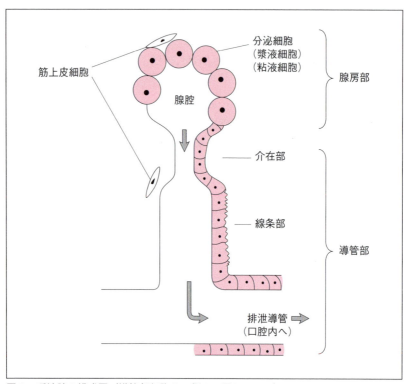

図1　唾液腺の模式図（導管部細胞は一側のみ示している）

・腺房部細胞には漿液細胞と粘液細胞がある。
・導管部は、介在部導管、線条部導管、排泄導管に分かれる。
・腺房部細胞や導管部細胞の基底膜側には筋上皮細胞があり、この細胞の平滑筋が収縮（交感神経α受容体刺激）すると多量の唾液が一過性に分泌される。

□唾液分泌時、唾液腺の血管は拡張し、唾液腺内血流量が増大する。

[唾液腺の血管拡張]

① 自律神経刺激によって腺房部細胞で産生されたカリクレインが血中に入り、血漿中のキニノーゲンに作用してブラジキニンが生成され、このブラジキニンによって血管が拡張される。

② 副交感神経節後ニューロンから分泌されるアセチルコリンやVIP（vasoactiveintestinal peptide）は血管を拡張できる。

③ 交感神経β受容体を刺激すると血管拡張が生じる。

□三大唾液腺には、耳下腺、顎下腺、舌下腺がある。

・耳下腺は、耳介の前下方にある最大の唾液腺で、排泄導管（耳下腺管、ステンセン管とも呼ばれる）は咬筋外側を前走した後、頬筋を貫き、上顎第二大臼歯の高さにある頬粘膜耳下腺乳頭で口腔前提に開口する。腺房部の細胞はすべて漿液細胞で、純漿液性の唾液が分泌される。

・顎下腺は、顎舌骨筋の下で、下顎骨と顎二腹筋との間の"顎下三角"に位置し、排泄導管（顎下腺管、ワルトン管とも呼ばれる）は顎舌骨筋の後縁から顎舌骨筋上に出て、舌下腺とオトガイ舌骨筋の間を通って舌下小丘に開口する。腺房部の細胞は、漿液細胞および粘液細胞から成る混合腺（両細胞が混在している部分では漿液細胞は一群となり、圧迫されて半月状を呈する）であるが、漿液細胞の割合が多いので漿液性の唾液が分泌される。

・舌下腺は口腔底の下で顎舌骨筋の上（顎下腺とはこの筋で隔てられている）にある腺で、この腺の排泄導管の内、大舌下腺管（バルトリン管）は舌下小丘で顎下腺管と合わさるかあるいは単独に開口し、数本の小舌下腺管（リビナス管）は舌下ヒダに沿って多数開口する。混合腺であるが粘液細胞の割合が多いので、粘液性の唾液が分泌される。

□小唾液腺には、口唇腺、頬腺、臼歯腺、口蓋腺、舌腺（前舌腺、エブネル腺、後舌腺）があり、エブネル腺以外はすべて混合腺（粘液細胞が多いので、分泌される唾液は粘液性である。特に口蓋腺唾液の粘性は高い）であるが、エブネル腺は純漿液腺である。

・エブネル腺は有郭乳頭の溝の底部や葉状乳頭の乳頭間に開口しており、そこから出る漿液性の唾液で「味蕾近傍の味覚物質を洗い流している」といわれている。

・近年、エブネル線からの唾液中にはリパーゼが存在することが報告されている。

2．唾液の生成

□腺房部細胞は、下記の①②の機序によって、原唾液（等張性）を腺腔内に分泌する。

①水やイオンは、血漿→組織液→腺房部細胞を経て腺腔内へ分泌される。

②腺房部細胞のリボソームで合成されたタンパク質はゴルジ装置を経て分泌顆粒となり、水の移動とともに腺腔側に移動して"開口分泌"で腺腔内に分泌される。

・アセチルコリンが分泌細胞の"ムスカリン受容体"に結合する（またノルアドレナリンがα受容体を刺激した場合も）と、ホスホリパーゼCを活性化してPIP$_2$（フォスファチジルイノシトール2リン酸）からIP$_3$（イノシトール3リン酸）とDG（ジアシルグリセロール）が産生される。IP$_3$は細胞内のCa^{2+}イオン濃度を上昇させ、腺腔側のCl$^-$イオンチャネルを開けて、腺腔内へCl$^-$イオンを分泌する。腺腔内でのCl$^-$イオンの増加（腺腔内はマイナスになる）によって、Na$^+$イオンが引かれて腺腔側に移動す

る。この結果、腺腔内の浸透圧が高くなり、その浸透圧勾配に従って水が腺腔内へ移動してくる。
・ノルアドレナリンが腺房細胞の"β受容体"に結合すると、アデニル酸シクラーゼを活性化して、ATPからcAMPが産生され、プロテインキナーゼAを活性化してタンパクのリン酸化が起こる（PIP_2から産生されたDGは、プロテインキナーゼCを活性化してタンパクのリン酸化が起こる）。これらの機序により分泌顆粒は腺腔側に移動し、"開口分泌"が行われる。
・唾液アミラーゼ顆粒は主に漿液細胞で、ムチン（粘液性糖タンパク質）顆粒は主に粘液細胞で合成される。

□ **導管部では（特に線条部細胞では）イオンの分泌や再吸収が活発に行われ、その結果、低張性の唾液が口腔内に分泌される。→ 図2**

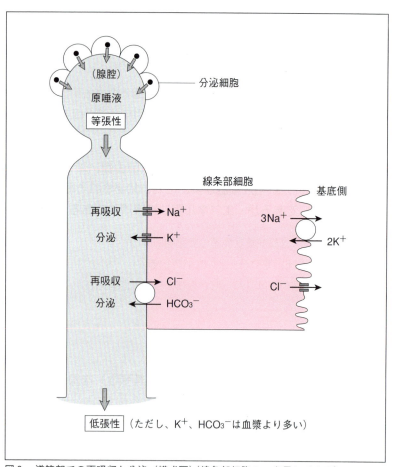

図2　導管部での再吸収と分泌（模式図）（線条部細胞1つを示してある）

・線条部細胞の基底膜にはNa^+-K^+ポンプがあり、このため、管腔側から細胞内へNa^+イオンが再吸収され、またK^+イオンが分泌される。
・線条部細胞の管腔側の細胞膜では、HCO_3^-イオンがCl^-イオンと交換に能動的に分泌される。
・口腔内に分泌される唾液は血液よりも低張性ではあるが、K^+イオンとHCO_3^-イオンの濃度は血漿よりも高い。

3．唾液分泌

☐ **1日の唾液分泌量（混合唾液量：三大唾液腺＋小唾液腺）は1～1.5Lである。**

- ・刺激を与えなくても常に分泌されている"安静時唾液"の量は、覚醒時に比べて睡眠時には減少する（覚醒時20mL／時＞睡眠時20mL／夜）。特に睡眠時、耳下腺からの唾液分泌はほとんど認められない。
- ・安静時の耳下腺唾液の分泌は幼児期では著しく多いが、以後6～7歳まで急激に減少し、それ以降は成人レベルで安定する。この小児期の急激な減少は、上位中枢からの抑制が次第に加わってくるためと考えられている。

☐ **三大唾液腺の相対分泌比は、安静時唾液、反射唾液（味や食べ物などの刺激で反射性に分泌される唾液：刺激唾液ともいう。唾液量は多い）どちらも、**

**　　　　　顎下腺＞耳下腺＞舌下腺**

の関係が得られ、顎下腺からのものが最も多い。

☐ **唾液の分泌速度が増すと、Na^+、Cl^-、HCO_3^-、Ca^{2+}の濃度は増加する。**

- ・K^+、Mg^{2+}、P（リン）の濃度は、唾液分泌速度が極めて遅い場合には分泌速度が増すと濃度は低下するものの、通常の分泌速度範囲では分泌速度の影響は受けず、ほぼ一定の値を維持する。

☐ **唾液分泌速度が増すと唾液のpHは上昇する。**

- ・唾液分泌速度が増すと、刺激の種類に関係なく唾液中の"HCO_3^-濃度が増大"して、pHが上昇する。
- ・唾液のpHの緩衝作用は、炭酸－重炭酸系が約85％、リン酸系が15％である（血液の緩衝作用については、「2　血液および体液」（p25）を参照）。
- ・唾液のpHは、5.5～8.0の範囲を変動する。

4．唾液腺の神経支配

☐ **唾液腺は自律神経の二重支配を受けているが、どちらも唾液分泌を促す。**

- ・交感神経刺激では、粘稠性の高い唾液が少量分泌される。
- ・副交感神経刺激では、漿液性の唾液が多量に分泌される。

☐ **唾液腺支配の副交感神経節前ニューロンは延髄の上唾液核および下唾液核から、また交感神経節前ニューロンは第2～4胸髄から出る。→ 図3**

- ・延髄の上唾液核を発した副交感神経節前ニューロンは、顔面神経、鼓索神経、舌神経を経た後、顎下神経節で節後ニューロンに乗り換える。顎下神経節を出た節後ニューロンは、顎下腺および耳下腺を支配する。
- ・延髄の下唾液核を発した副交感神経節前ニューロンは、舌咽神経、鼓室神経、小錐体神経を経た後、耳神経節で節後ニューロンに乗り換える。耳神経節を出た節後ニューロンは、耳下腺を支配する。

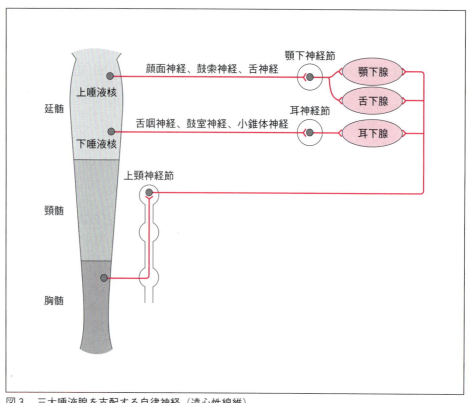

図3　三大唾液腺を支配する自律神経（遠心性線維）

- 第2～4胸髄を発した交感神経節前ニューロンは、上頸神経節で節後ニューロンに乗り換える。上頸神経節を出た節後ニューロンは耳下腺、顎下腺、舌下腺を支配する。

□延髄（上・下唾液核）や胸髄（第2～4）より上位の唾液分泌中枢が存在する。

- 大脳皮質運動野の顎顔面運動領域に隣接して唾液分泌の中枢がある。
- 直接の中枢ではないが、条件反射による唾液分泌の場合（生後、それらの食物を食べた経験によって、大脳皮質の各感覚野と延髄や胸髄の唾液分泌中枢との間に神経連絡網ができ上がる）、大脳皮質の各感覚野は唾液分泌中枢としての役割を果たす。
- 大脳辺縁系（扁桃体、梨状葉、海馬回）や視床下部（摂食中枢など）を刺激することにより唾液分泌が生じる。

5．唾液分泌調節

□唾液の分泌相には、脳相、味覚相（口腔相）、胃腸相の3相がある。

- 脳相は条件反射による唾液分泌で、食物を見たり、連想したり、匂いを嗅いだり、調理の音を聞いたりしただけで唾液分泌が生じる相である。

・味覚相は、口腔内に実際に加えられた味覚や口腔体性感覚刺激によって、反射性に唾液が分泌される相である。

・胃腸相は、胃や腸の消化管粘膜が刺激されて、反射性に唾液が分泌される相で、求心路は迷走神経中の感覚神経である。

練習問題

1．唾液の分泌について正しいのはどれか。

a　副交感神経の唾液は交感性のものより粘度が高い。

b　自律神経終末はカリクレインを放出する。

c　腺房細胞はブラジキニンを放出する。

d　分泌速度が高くなると唾液中のNa^+濃度は低下する。

e　腺房細胞の唾液放出機構には開口分泌もある。

2．正しいのはどれか。3つ選びなさい。

（1）唾液分泌量は就寝時に減少する。

（2）唾液分泌速度が増加するとNa^+濃度は低下する。

（3）唾液の浸透圧は血液より高い。

（4）交感刺激で唾液は粘稠性になる。

（5）安静時の相対分泌比は顎下腺が最も大きい。

3．唾液腺支配の自律神経遠心路について正しい組み合わせはどれか。

a　延髄下唾液核　――――――　顎下神経節　――――――　舌下腺

b　延髄上唾液核　――――――　上頸神経節　――――――　顎下腺

c　延髄下唾液核　――――――　耳神経節　――――――　耳下腺

d　第2〜4胸髄　――――――　顎下神経節　――――――　耳下腺、顎下腺、舌下腺

e　延髄上唾液核　――――――　耳神経節　――――――　舌下腺

4．唾液の機能とその成分との組み合わせで誤っているのはどれか。

a　消化作用　――――――　αアミラーゼ

b　潤滑作用　――――――　ムチン（mucin）

c　殺菌作用　――――――　多核白血球

d　洗浄作用　――――――　水分

e　緩衝作用　――――――　重炭酸塩

解 答

a 副交感神経刺激で分泌される唾液は漿液性で粘度は低い。

b カリクレインは自律神経刺激で、腺房細胞内で産生される。

c 腺房細胞で産生されたカリクレインが血中に入り、血漿中のキニノーゲンに作用して血中でブラジキニンが生成される。

d 分泌速度の増大に伴いNa^+濃度は上昇する。

e 腺房細胞での唾液タンパクの放出機構は開口分泌である。正しい。

(85, A-5. eは一部改変) 1．正解：e

(1) 正しい。

(2) 分泌速度の増大に従いNa^+濃度は上昇する。

(3) 唾液の浸透圧（100～220mOs）は血液（300mOs）より低い。

(4) 正しい。

(5) 安静時、反射時ともに相対分泌比は〔顎下腺＞耳下腺＞舌下腺〕の順である。正しい。

(92, A-11) 2．正解：(1)、(4)、(5)

図3（p134）を参照して、正しい遠心路を覚える。また、副交感神経節前ニューロンが通過していく神経名（顔面神経、鼓索神経、舌神経など）もそれぞれ覚えること。

3．正解：c

a 漿液細胞で作られるαアミラーゼ（唾液では"プチアリン"とも呼ばれる）は、デンプンを麦芽糖とデキストリンに分解する消化酵素である。正しい。

b 糖タンパク質であるムチンは、唾液の粘稠性や潤滑性をもたらすので粘素とも呼ばれる。正しい。

c 唾液の殺菌・抗菌作用は、唾液中のリゾチーム、ペルオキシダーゼ、ラクトフェリン、分泌型IgA抗体などが行う。多核白血球は唾液成分ではない。

d 唾液分泌そのものが口腔内清掃に役立っている。したがって、唾液分泌が減少すると口腔内が不衛生になりやすい。正しい。

e 唾液中の重炭酸塩（塩を外してHCO_3^-となる）は、唾液のpH調節にとって重要である（唾液では炭酸－重炭酸が約85％の緩衝能力を果たしている）。正しい。

(93, A-56) 4．正解：c（誤りはc）

5．唾液分泌メカニズムについて誤っているのはどれか。

　a　唾液アミラーゼは主にβ受容体刺激によって腺腔内に分泌される。

　b　唾液タンパクはエクソサイトーシスによって腺腔内に分泌される。

　c　ムスカリン受容体が刺激されると、ホスホリパーゼCが活性化され、IP_3が産生されて細胞内Ca^{2+}濃度が上昇する。

　d　腺細胞の細胞内Ca^{2+}の上昇により、腺腔側のClチャネルが開き、これによってNa^+の腺腔側への移動、それに伴う水の腺腔内への分泌が生じる。

　e　cAMPはプロテインキナーゼCを活性化してタンパクのリン酸化が生じ、タンパクの腺腔内への分泌が起こる。

→ 本文「2．唾液の生成」の項（p131）を参照

a　正しい。

b　エクトサイトーシスは開口分泌のことである。正しい。

c　正しい。

d　cの文章の続きになっている。正しい。

e　β受容体が刺激されるとアデニル酸シクラーゼが活性化し、cAMP が生成されてプロテインキナーゼＡが活性化してタンパクのリン酸化が生じ、タンパクの分泌が起こる。

5．正解：e（誤りはe）

2
唾液および唾液腺

3　顎運動と咀嚼

1．咀嚼筋と下顎運動

□ 下顎の運動に関わる咀嚼筋は、咬筋、側頭筋、内側翼突筋、外側翼突筋（以上いわゆる解剖学でいうところの咀嚼筋）と舌骨上筋（顎二腹筋、顎舌骨筋）からなり、閉口筋群（咬筋、側頭筋、内側翼突筋）と開口筋群（外側翼突筋、舌骨上筋）とに大別される。

① **閉口運動：**両側の咬筋、側頭筋、内側翼突筋が収縮して起こる。
　　　　　　咬筋、内側翼突筋は主に咬合力の発揮に、側頭筋は下顎位置調節にかかわる。

② **開口運動：**両側の外側翼突筋（下頭）、舌骨上筋が収縮して起こる。
　　　　　　静かに少し開口するときは外側翼突筋が、大きく開口するときは舌骨上筋の収縮がこれに加わる。

③ **前突運動：**両側の外側翼突筋（下頭）が収縮して起こる。
　　　　　　このとき、閉口筋群がわずかに収縮して下顎が開口するのを防いでいる。

④ **後退運動：**両側の側頭筋の主に後部（後腹）が収縮して起こる。
　　　　　　このとき、咬筋深部も収縮する。また、顎二腹筋も収縮して協力する。

⑤ **側方運動：**下顎の運動方向とは反対側の外側翼突筋（下頭）と、運動方向と同側の側頭筋後部が同時に収縮して起こる。

□ 最も強い力で噛んだとき、歯の咬合面に加わる"最大咬合力"は、正常歯列では"6＞7＞8＞5＞4＞3＞1＞2"の順で、第一大臼歯が最も大きく、側切歯が最も小さい。またこの傾向は、男性、女性ともに変わらない。

　・最大咬合力は下顎の開口度で変化する。

2．顎反射

□ 顎反射は、誘発される反射効果によって閉口反射（下顎張反射、歯根膜咬筋反射、口腔粘膜刺激による閉口反射）と開口反射に大別される。

注意 以前は「閉口反射」というと、単に「口腔粘膜刺激によって誘発される閉口反射」のことを指していた。したがって、「閉口反射」が下顎を閉口させる顎反射全体を指しているのか、口腔粘膜刺激による閉口反射のみを指しているのかを注意する必要がある。

（1）下顎張反射

□ "下顎張反射"は、下顎が急激に下がると閉口筋が収縮して閉口が起こる伸張反射である。

- 下顎張反射は伸張反射の1つであるが、四肢筋における伸張反射とは異なり、拮抗筋（開口筋）への抑制（相反抑制）はない。
- この反射は"単シナプス反射（最短の反射経路中にシナプスが1つしかない）"である。→ 図1

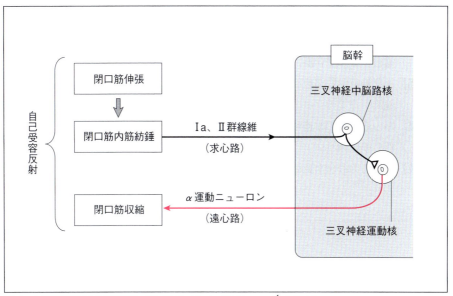

図1　下顎張反射の反射経路（模式図）（シナプスは ─◁ で示す）

- 下顎張反射は、刺激が加えられた閉口筋に反射効果（収縮）が誘発される"自己受容反射"である。
    - 【誘発刺激】　閉口筋の伸張
    - 【受容器】　　閉口筋筋紡錘
    - 【求心性神経】Ⅰa（筋紡錘一次終末）線維およびⅡ群（筋紡錘二次終末）線維
    - 【反射中枢】　脳幹（三叉神経中脳路核、三叉神経運動核）
    - 【遠心性神経】閉口筋支配のα運動ニューロン
    - 【反射効果】　閉口筋収縮
    - 【反射の意義】下顎の位置調節に関与、下顎安静位（＊）の形成にも関与

> ＊**下顎安静位**：安静状態で顔を垂直に保ったときの下顎の位置（下顎位）で、生理的安静位という。このとき、上下歯は接触せず、上下歯間にわずかな隙間（安静空隙）が形成されている

□下顎張反射と同じ経路を使って"脱負荷反射"が生じる。

- 脱負荷反射とは、センベイのような破砕性の食べ物を噛み砕いたとき、下顎の急激な脱負荷（急激に負荷がなくなる）によって閉口筋が短縮することにより閉口筋中の筋紡錘が弛緩し、筋紡錘からの求心性インパルスが減少（あるいは停止）して閉口筋活動が一過性に低下する反射で、脱負荷時の上下歯の衝突を防御している。

（2）歯根膜咬筋反射

□ 弱い噛みしめ中に、前歯の歯根膜を刺激すると咬筋に短潜時の反射性収縮が誘発される。この反射を"歯根膜咬筋反射"と呼ぶ。

・この反射は単シナプス反射である。→ 図2
　【誘発刺激】　歯への機械刺激（咬合力など）
　【受容器】　　歯根膜機械受容器
　【求心性神経】三叉神経中脳路核に細胞体を持つ歯根膜機械受容器支配の感覚神経
　【反射中枢】　脳幹（三叉神経中脳路核、三叉神経運動核）
　【遠心性神経】閉口筋支配のα運動ニューロン
　【反射効果】　閉口筋収縮
　【反射の意義】咀嚼時の咬合力調節

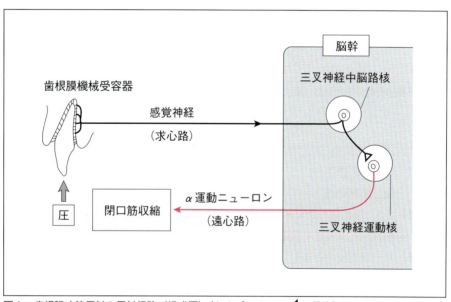

図2　歯根膜咬筋反射の反射経路（模式図）（シナプスは ──◁ で示す）

□ 前歯の歯根膜に持続的な圧刺激を加えると、咬筋に持続的な筋活動が誘発される。これを"緊張性歯根膜咀嚼筋反射"と呼ぶ。

・この反射の経路は、三叉神経節に細胞体を持つ歯根膜受容器支配の感覚神経が求心路で、三叉神経主知覚核・脊髄路核を介して、三叉神経運動核に至り、閉口筋支配の運動ニューロンが遠心路となる多シナプスの経路が考えられている。

（3）開口反射

□三叉神経第2枝（上顎神経）、第3枝（下顎神経）支配領域に、侵害性刺激（痛みを起こすような刺激）や強めの機械刺激を加えると、閉口筋活動が抑制され、また同時に開口筋には収縮が誘発される。この反射を"開口反射"という。

・ヒトでは主に、閉口筋の抑制のみが誘発される。
・この反射は"多シナプス反射（経路中に最低1つの介在ニューロンを介するので、最短の経路でも2つのシナプスが存在する）"である。→ 図3

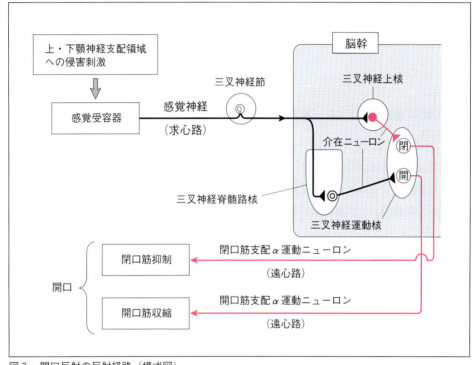

図3　開口反射の反射経路（模式図）
（●─◀：抑制性介在ニューロン、◎─◀：興奮性介在ニューロン）

・閉口筋支配の運動ニューロンを抑制する（IPSPを生じさせる）"抑制性介在ニューロン"の細胞体は三叉神経上核にある。
・開口筋支配の運動ニューロンを興奮させる（EPSPを生じさせる）"興奮性介在ニューロン"の細胞体は三叉神経脊髄路核にある。
・この反射は左右どちらか一側に刺激が加えられても、反射効果は両側性に誘発される。（反体側の閉口筋活動の抑制も2シナプス性に発現される：三叉神経上核の抑制性介在ニューロンの軸索の1つが、正中線を越えて反対側の閉口筋運動ニューロンに直接IPSPを誘発する）

【誘発刺激】　上顎神経、下顎神経支配領域への侵害性刺激や強めの機械刺激
【受容器】　　上記支配領域の痛覚受容器（自由神経終末）と機械受容器

【求心性神経】 三叉神経節に細胞体を持つ上顎神経、下顎神経中の感覚神経

【反射中枢】 脳幹（三叉神経上核、三叉神経脊髄路核、三叉神経運動核）

【遠心性神経】 閉口筋および開口筋支配のα運動神経

【反射効果】 閉口筋活動抑制および開口筋収縮→開口

【反射の意義】 ① 侵害性刺激から顎顔面・口腔内組織を守る防御反射の1つ
② 非侵害性刺激で誘発される開口反射は顎運動調節に関与

（4）口腔粘膜刺激による閉口反射

□舌根部や口蓋粘膜を軽く機械刺激すると、下顎がゆっくり閉口する多シナプス反射であるが、正確な反射経路は不明である。

　・嚥下時の閉口にはこの反射がかかわっているといわれている。

3．咀嚼運動中枢

□大脳皮質の咀嚼運動中枢には、"皮質咀嚼野（6野辺縁部）"と"大脳皮質運動野（4野）顔面領域"がある。

　・皮質咀嚼野は、咀嚼運動の開始と遂行、嚥下などにかかわる。
　・大脳皮質運動野顔面領域は、咀嚼運動時の咬合力や顎の変位量の調節、顎舌協調などに関与する。
　・大脳辺縁系の扁桃体、大脳基底核も咀嚼運動の円滑な遂行に関与する。

□脳幹には、上位の咀嚼運動中枢から下行してきた咀嚼遂行のための信号を、下顎の完全な開・閉口運動の信号に振り分ける"咀嚼リズム発生器（パターンジェネレータ）"が存在する。

　・咀嚼リズム発生器は、「橋尾側部・延髄の内側部」にある巨大細胞網様核の吻側部に存在する。

MEMO

練習問題

☆ 以下の練習問題1～3には、本章では説明しなかったがこの章に関連するいくつかの重要な
事柄が含まれているので、練習問題およびその解説を良く理解しておくこと。

1．咀嚼について誤っているのはどれか。

a　食品中の異物を識別する。

b　食塊を形成して嚥下しやすくなる。

c　消化液の分泌を促進する。

d　味物質の拡散を防止する。

e　成長期の顎骨に正常な発育を促す。

2．篩分法による咀嚼能率測定の条件でないのはどれか。

a　咀嚼回数

b　咀嚼時間

c　食品の大きさ

d　食品の量

e　篩の目の大きさ

3．下顎運動で正しいのはどれか。3つ選びなさい。

（1）作業側下顎頭は外方へ小さく移動し回転する。

（2）作業側下顎頭は内側翼突筋により牽引される。

（3）前方運動時、下顎頭は前上方へ移動し大きく滑走する。

（4）非作業側下顎頭は前下内方へ移動し大きく滑走する。

（5）非作業側下顎頭は外側翼突筋により牽引される。

解　答

咀嚼の意義についての常識的な問題である。

a　咀嚼中、食物に混じっている異物を識別する。正しい。

b　嚥下食塊形成は咀嚼の重要な目的である。正しい。

c　唾液の反射性分泌以外にも、胃液、膵液等の消化液を反射性に分泌する。正しい。

d　咀嚼は、食物中の味物質を唾液に溶出することで味覚発現を助けている。

e　特に成長期において、咀嚼時に顎骨に加えられる力（メカニカルストレス）は顎骨の正常な発育
　　に必要である。正しい。

（88, A-34）　1．正解：d（誤りはd）

その人の食物粉砕能力（咀嚼能率）を調べる方法の１つに、篩を用いた篩分法があり、ピーナッツを
用いる Manly らの方法や生米を用いる石原の方法がある。

a　咀嚼回数は重要な条件の１つである。指定の回数咀嚼した後に吐き出させて、それを篩にかけ、
　　篩上の残留重量から粉砕程度を求める。

b　咀嚼時間は特に規定しない。

c　大きさや硬さが一定で、咀嚼によって小さな食片に粉砕されなければならない。ピーナッツや生
　　米はこの条件を満たす。

d　試験食品の量は、２gあるいは３gと規定されている。

e　用いる篩の網目の大きさ（10メッシュ：網目の開き 1.68mm など）は規定されている。

（92, A-1）　2．正解：b（条件でないのはb）

この問題は補綴学と関係が深いが、下顎の側方運動時の下顎頭の運動方向を（ベネット運動とベネッ
ト角についても）理解しておく必要がある。

食物を一側で咀嚼する時、下顎は咀嚼側（作業側）に回転する。この場合、作業側の下顎頭は
外側にわずかに移動して回転する（この作業側下顎頭の 側方移動をベネット運動という）。一
方、反対側（非作業側）の下顎頭は前内下方へ移動する（この非作業側下顎頭の水平面での移
動角度をベネット角と呼び、平均値は約 14°である）。

3　顎運動と咀嚼

4．開口反射について正しいのはどれか。

  a　求心路は三叉神経中脳路核を経由する。

  b　咬筋支配の運動ニューロンの活動は抑制される。

  c　側頭筋は収縮する。

  d　顎二腹筋は弛緩する。

  e　左右の同名咀嚼筋では相反的な現象が観察される。

5．開口反射について誤っているのはどれか。

  a　侵害刺激で生じる。

  b　閉口筋活動が抑制される。

  c　受容野が広い。

  d　単シナプス反射である。

  e　防御反射の一種である。

6．予期せずに硬いものを強く噛んだときに起こる反射について正しいのはどれか。2つ選びなさい。

  （1）咬筋活動は抑制される。

  （2）自己受容反射である。

  （3）単シナプス反射である。

  （4）受容器は筋紡錘である。

  （5）求心路は三叉神経である。

7．下顎張反射について誤っているのはどれか。

  a　単シナプス反射である。

  b　筋紡錘の興奮で生じる。

  c　開口筋が抑制される。

  d　閉口反射の1つである。

  e　機序は膝蓋腱反射と同じである。

(1) 正しい。→ p147 の解説参照

(2) 側方運動時、咀嚼側（作業側）下顎頭は咀嚼側の側頭筋後部の収縮で後退する。（側方運動に関係する咀嚼筋を復習しておくこと）

(3) 前方運動時、両側の外側翼突筋の収縮で下顎頭は前下方に牽引される。

(4) 正しい。→ p147 の解説参照

(5) 側方運動時、非咀嚼側（非作業側）の下顎頭は外側翼突筋で牽引される。正しい。

(86, A-34)　3．正解：(1)、(4)、(5)

---

a　三叉神経中脳路核を経由するのは下顎張反射、歯根膜咬筋反射である。

b　三叉神経上核にある抑制性介在ニューロンによって、三叉神経運動核の閉口筋支配の運動ニューロンに IPSP（抑制性シナプス後電位）が誘発されて運動ニューロンの抑制が生じる。正しい。

c　側頭筋も抑制される。

d　顎二腹筋は収縮する。

e　左右の同名筋には同じ反射効果が誘発される。

(83, A-5)　4．正解：b

---

a　正しい。

b　正しい。

c　三叉神経の上顎神経、下顎神経支配領域のいずれへ侵害刺激を与えても誘発されるので受容野は広い（注意：三叉神経の眼神経支配領域への侵害刺激では誘発されない）。正しい。

d　最短の経路でも 2 シナプスであり、多シナプス反射である。

e　正しい。

(88, A-5)　5．正解：d（誤りは d）

これは開口反射についての問題である。

(1) 正しい。

(2) ～ (4) は、下顎張反射についての設問である。

(5) この場合は、三叉神経節に細胞体を持つ歯根膜受容器支配の感覚神経が求心路である。正しい。

(93, A-1)　6．正解：(1)、(5)

---

a　正しい。

b　正しい。

c　四肢筋での伸張反射とは異なり、開口筋（拮抗筋）への抑制はない。

d　正しい。（広い意味での閉口反射である。→ 本文「2．顎反射」の項（p140）を参照）

e　膝蓋腱反射は、膝蓋腱を叩くと大腿四頭筋中の筋紡錘が興奮して生じる伸張反射である。正しい。

(89, A-5)　7．正解：c（誤りは c）

8．下顎を急に下方に引くと反射的に口が閉じる。この現象について正しいのはどれか。2つ選びなさい。

（1）求心路はⅠa線維である。

（2）咀嚼運動中枢からの情報による。

（3）受容器は顎関節にある。

（4）咬筋運動ニューロンは抑制される。

（5）自己受容反射である。

これは下顎張反射についての問題である。

(1) 正しい。

(2) 末梢からの感覚情報（筋紡錘からの感覚情報）で誘発され、上位中枢からの信号で誘発されるのではない。

(3) 受容器は閉口筋内筋紡錘である。

(4) 咬筋運動ニューロンは興奮する。

(5) 正しい。

(91, A-18) 8．正解：(1)、(5)

4 嚥下および嘔吐

1. 嚥下運動

□ **嚥下は、口腔内の食塊を胃に送り込む運動で、便宜上 3 相（（1）口腔相、（2）咽頭相、（3）食道相）に分けられる（咀嚼の過程を"準備相"とする場合もある）。**

- ・嚥下中枢は延髄（孤束核と延髄網様体）にある
- ・嚥下中枢には末梢からの感覚情報に加えて、随意性嚥下に関わる上位中枢（大脳皮質運動野外側部など）からの信号も入力する。
- ・嚥下中枢からの出力は、三叉神経、顔面神経、迷走神経、舌下神経を介して嚥下に関与する諸筋群へ伝えられる。

（1）口腔相

□ **口腔相は食塊が口腔から咽頭に送り込まれる過程で、主に舌の運動による。**

- ・口腔相は自分の意志で中断することのできる"随意性の相"である。
- ・舌背上に乗せられた食塊を、舌が硬口蓋に接しながら後方に押していき、また舌根部が後下方に傾斜して、食塊は咽頭に入る。
- ・食塊が舌根、軟口蓋、咽頭、喉頭蓋等の粘膜を刺激して、粘膜中の感覚受容器が刺激されると、そこからの求心性信号が延髄の"嚥下中枢"に入力し、あらかじめプログラムされている嚥下手順に従って、反射性に咽頭相、食道相と次々に嚥下終了まで実行されていく。

（2）咽頭相

□ **食塊が咽頭に押し込まれる際、咽頭腔と鼻腔との間の閉鎖が起こる。→ 図 1 左**

- ・口蓋帆挙筋、口蓋咽頭筋などの収縮で軟口蓋が後上方に移動するとともに、上咽頭収縮筋が収縮することで耳管咽頭ヒダが咽頭腔に突出して（図中の ←）鼻腔と咽頭腔が閉鎖される。
- ・この閉鎖時に耳管咽頭ヒダが突出することにより耳管咽頭口が開く。すなわち、耳管が開口することで中耳の鼓室と外界とが通じ、鼓室内の気圧が大気圧と等しくなる。

□ **咽頭括約筋が順次収縮（咽頭腔の収縮）して食塊を押し進める。この際、舌骨・喉頭は挙上（図中の ↖）し、またこの喉頭の挙上に伴い喉頭蓋が回転して喉頭口を閉鎖する。→ 図 1 右**

- ・喉頭の挙上はオトガイ舌骨筋および甲状舌骨筋の収縮による。
- ・喉頭蓋による喉頭口の閉鎖とともに声門も閉鎖する。
- ・この気道と咽頭との閉鎖によって生じる一時的な呼吸停止を"嚥下性無呼吸"という。

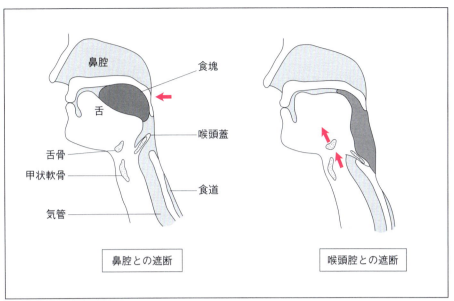

図1　鼻腔および喉頭腔との遮断

（3）食道相

□ **食道相は食道の蠕動運動で行われる。**

- 食塊が食道入口に近づくと、上部食道括約筋は弛緩し食塊が入りやすくしている。
- 食道の蠕動運動（約4cm／秒、30～120mmHg）が胃の噴門に近づくと、下部食道括約筋（噴門括約筋）は反射性に弛緩する。
- 食道壁の筋層は、食道の上部～中部にかけては横紋筋でできているが、食道下部は通常の消化管と同じく平滑筋でできている。
- 成人の食道は約25cmであるが、食道入口（第6頸髄レベル）、気管分岐部（第4胸髄レベル）、横隔膜食道裂孔通過部（第9～10胸髄レベル）の3カ所で狭くなっている。
- 食道粘膜には痛覚はあるが温度感覚はない。

2．嘔吐

□ **嘔吐は、胃や腸の内容物を口腔から体外に強制排出する反射運動で、生体を毒物から守る対毒防御反射の1つである。**

- 嘔吐に先行して、悪心、唾液分泌が起こる。
  〈嘔吐初期〉　① 胃・食道弛緩（噴門開く）
  　　　　　　② 声門閉鎖
  　　　　　　③ 呼息運動
  　　　　　　④ 腹圧上昇（内容物が食道内に流入、しかし上部食道括約筋が収縮 → 内容物は吐出しない、数回反復した後 → 吐出）

〈吐出時〉　① 呼吸筋・腹筋収縮（腹圧上昇）

② 鼻腔閉鎖

③ 開口

・嘔吐時には、悪心、唾液分泌亢進などに加えて、顔面蒼白、発汗（冷汗）などが見られる。

□ 嘔吐の原因：毒物摂取以外にも種々の原因で嘔吐が誘発される。

① 口腔後部、咽頭、消化管への機械刺激や化学刺激（例：胃の粘膜が毒物やアルコール摂取などで刺激された場合など）

② 心臓・内臓の異常刺激（狭心症、尿路結石など）や腹膜刺激（腹膜炎など）

③ 迷路刺激（乗り物酔いなど）

④ 不快感（不快な聴覚・視覚・嗅覚・味覚など）や精神性ストレス

⑤ 延髄の化学受容器刺激（アポモルフィン、ジギタリス、つわりの時に生じる毒素など）

⑥ その他（脳内圧亢進、酸素不足、発熱時など）

□ 嘔吐中枢は延髄網様体（延髄孤束核の一部とその周囲の網様体）にある。

・化学受容性嘔吐誘発域（延髄最後野）には、血流によって運ばれてきたアポモルフィンなどの嘔吐誘発物質を受容する化学受容器が存在し、受容した情報を嘔吐中枢に送って、嘔吐を誘発する。

4
嚥下および嘔吐

MEMO

練習問題

1．嚥下の反射中枢がある部位はどれか。(87, A-5)

a 大脳

b 小脳

c 間脳

d 脳幹

e 脊髄

2．嚥下について誤っているのはどれか。(89, A-6)

a 嚥下中枢は脳幹にある。

b 嚥下は睡眠中も起こる。

c 嚥下の口腔相は不随意運動である。

d 嚥下時、呼吸は一時的に停止する。

e 嚥下によって消化管運動は促進される。

3．嚥下時に通常見られない現象はどれか。(94, A-3)

a 喉頭口の閉鎖

b 軟口蓋の挙上

c 舌の前方移動

d 下顎骨の後方移動

e 声門の閉鎖

解 答

嚥下中枢は延髄（孤束核と延髄網様体）にあるので、dの脳幹に含まれる。
大脳、小脳、間脳、脊髄等の中枢神経系については → 「8 神経系」(p96〜) を参照。

1．正解：d

a　正しい。
b　睡眠中にも嚥下は起こるが回数は少ない。正しい。
c　自分の意志で止めることができる随意運動の相である。
d　咽頭相では喉頭口が喉頭蓋の反転によって遮断され、また声門が閉鎖して、嚥下性無呼吸と呼ばれる一時的な呼吸停止（通常、呼息状態で停止）が生じる。正しい。
e　嚥下によって食塊が胃に入ると、反射性に消化管運動が活発になることが知られている。正しい。（例：胃－回腸反射、胃－結腸（大腸）反射など）

2．正解：c（誤りはc）

a　正しい。
b　口蓋帆挙筋などの収縮によって軟口蓋は後上方に挙上する（咽頭後壁と接触して鼻腔との遮断後、軟口蓋は咽頭後壁と接触したまま下行する）。正しい。
c　舌は後退し、舌底は挙上する。また、舌口蓋弓が収縮して咽頭と口腔との遮断が行われ、食塊が口腔へ逆行するのを防ぐ。
d　嚥下時、下顎骨は後方に移動する（嚥下位と呼ぶ）。正しい。
e　声門が閉鎖して嚥下性無呼吸が生じる。正しい。

3．正解：c（cが見られない）

4
嚥下および嘔吐

5 発声および発音

1．発声機構

□肺からの呼気流によって声帯が振動して"振動音（喉頭原音）"が発する。

・喉頭内腔には上に一対の室ヒダ（仮声帯）と下に一対の声帯ヒダ（声帯）があり、左右の声帯間の隙間を声門と言う。→ 図1

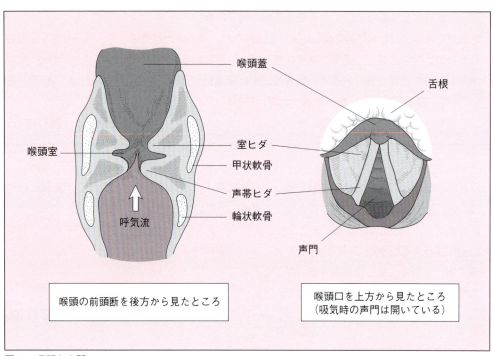

図1　喉頭と声門

・安静呼吸時には声門は広く開いている。
・発声時には声帯は接近して声門を閉鎖する。
・「音（喉頭原音、基本周波数とも呼ばれる）の高低」は、声帯の緊張度、長さ、厚さが変化することによって"声帯の振動数が変化"して決まる。
・声門の開閉や声帯の緊張度の変化には喉頭筋が関係する。→ 表1
・輪状軟骨後部上方に左右一対ある"被裂軟骨"の移動や位置の変化（各喉頭筋の収縮によって生じる）は、声門の開閉に直接関係する。
・声帯筋の麻痺で無声、外側輪状被裂筋、甲状被裂筋、被裂筋の麻痺では嗄声（かすれ声）になる。

機能	筋名	神経
声帯緊張	輪状甲状筋	上喉頭神経（1）
声門開く	後輪状披裂筋	下喉頭神経（2）
声門閉鎖	外側輪状披裂筋	〃
声門狭く	甲状披裂筋	〃
声帯緊張	声帯筋	〃
声門閉鎖	（横・斜）披裂筋	〃

（1）迷走神経 ──────────→ 上喉頭神経
（2）迷走神経 ──→ 反回神経 ──→ 下喉頭神経

表1　喉頭筋の機能と神経支配

・輪状甲状筋以外の喉頭筋は、反回神経（迷走神経の分枝）の分枝である下喉頭神経の支配を受ける。
・「音の強弱」は、呼気圧の強さの変化に伴う声帯振動振幅の大きさの変化による。

2．構音

□ **声帯で作られた喉頭原音が、声道（咽頭腔から口腔、口唇に至る管腔）の共鳴機構によって言語音声に形成されることを"構音"という。**

・構音は、声道のある特定の部位が狭くなったり閉鎖したりして行われるが、この部分を構音部位（構音点ともいう）という。
・言語音声は、声帯が振動する"有声音"と、声帯振動を伴わない"無声音"に分けられる。
・言語音声はまた、①母音と②子音に分けられる。

① 母音

□ **母音は、呼気流が声道をほとんど妨げられずに流れて発声される有声音である。**

・母音は声道の形状、舌の位置や形態、口唇の開き具合などによって決まる。
・口腔の大きさは、a、o、u、e、iの順に小さくなる。
・母音発音時の舌の最も高い所（構音点になる）は、iでは舌の前方が硬口蓋近くの高い所に、aでは舌中央が口腔の低い所に、uでは舌奥が軟口蓋近くの高い所に位置する。なお、eはiとaの中間に、oはuとaの中間に位置する。
・母音発音時の舌の長さは、安静時の舌の長さより短い。

□ **母音発音時には、各母音毎に特定の周波数音域が共鳴によって強められた"フォルマント"が認められる。**

・各母音のフォルマントには、周波数の低い方から、第1フォルマント、第2フォルマント、第3フォルマントがある。

② 子音

□子音は、呼気流が声道の閉鎖や抵抗によって発せられる言語音声である。

・子音には、声帯振動を伴う"有声子音"と伴わない"無声子音"がある。
・子音は講音点の部位により、

両唇音	p（無声）、b、m（有声）など
歯音	s、ts（無声）、z、dz（有声）
歯茎音	t、s（無声）、d、z（有声）など
硬口蓋音	ç（無声）、r（有声）など
軟口蓋音	k、x（無声）、g（有声）など
声門音	h（無声）など

などに分けられる。
・子音はまた構音方法によって、

破裂音	p、t、k（無声）、b、d、g（有声）
破擦音	ts、tʃ（無声）、dz、dʒ（有声）
鼻（通鼻）音	m、n、ŋ（有声）
弾音（流音）	r（有声）など

などに分類される。

MEMO

練習問題

1．発声について正しいのはどれか。

a 大部分の声帯筋は声門を開くように働く。

b 音声の高低は主として共鳴腔の性質によって決まる。

c 母音は主として第1および第2フォルマントで特徴づけられる。

d 運動性失語症は迷走神経の障害によって起こる。

e 発声機構は主として関与する筋の筋紡錘に依存する。

2．正しいのはどれか。3つ選びなさい。

(1) 輪状甲状筋は上喉頭神経に支配されるが、その他の喉頭筋は反回神経の枝である下喉頭神経で支配される。

(2) 母音は有声音である。

(3) 子音のkは歯茎音である。

(4) 鼻音発音時には鼻腔と咽頭は閉鎖している。

(5) 母音 i の発音時、舌の高まりは最も前方で硬口蓋近くに位置する。

解　答

a　声門を開く喉頭筋は後輪状被裂筋のみである（→ 表1（p159）参照）。なお、設問aの"声帯筋"は声帯を緊張させる筋であり、「大部分の声帯筋」は「大部分の（内）喉頭筋」の方が文意が通る。

b　音声の高低は、声帯の緊張度、長さ、厚さが変化して声帯の振動数が変わることで生じる。

c　3つあるフォルマントのうち、第1と第2フォルマントが特に重要である。正しい。

d　運動性失語症は前頭野にあるブローカ領域の障害によって生じる（→「8 神経系」（p101）参照）。

e　発声に関わる喉頭筋に筋紡錘はない。発声時のコントロールは聴覚を介するフィードバックで行われる。

(85, A-4)　1．正解：c

(1) 正しい。→ 表1 （p159）参照

(2) 呼気流がほとんど抵抗を受けずに発せられる有声音で、主に舌の形が影響を与える。正しい。

(3) 子音のkは、舌根と軟口蓋が接触して発せられる無声の軟口蓋音である。

(4) 鼻音発声時には軟口蓋が下がり、呼気流を鼻腔に流す。

(5) 正しい。

2．正解：(1)、(2)、(5)

5
発声および発音

163

索引

欧文索引

A
ABO式血液型　22
adaptation　111
all or none law　5
ATP　71

B
Bリンパ球　21

C
cAMP　71
C線維　109

D
DG　72
DNA　3

E
EPSP　9

G
GABA　9
generator potential　113
GFR　86

I
Ｉa抑制　96
Ig　21
IP$_3$　72
IPSP　9

L
LHサージ　74

P
PAH　86
PTH　75
P波　34

Q
QRS群　34

R
receptor potential　112

Rh因子　23
Rh式血液型　23

S
Ｓ状結腸　62

T
T波　34
Tリンパ球　21

和文索引

ア
アウエルバッハ神経叢　59
悪性貧血　20
アジソン病　78
アシドーシス　25
アセチルコリン　94
圧覚　108
アデニル酸シクラーゼ　71
アドレナリン作動性線維　94
アミン型ホルモン　70
アルカローシス　25
アルドステロン　76
α受容体　95
アルブミン　22
アンギオテンシンⅡ　26
安静時唾液　133

イ
胃　56
胃回腸反射　62
胃酸　57
胃体　56
胃大腸反射　63
位置感覚　109
一次感覚細胞　112
一次終末　122
一次痛　109
胃腸相　134
1回拍出量　36
一酸化窒素　38
一般感覚　108
胃底　56
胃底腺　57
胃内停滞時間　57
イヌリン　86
胃粘液　57
イノシトール3リン酸　72
飲水行動　26

飲水中枢　99
インスリン　76
咽頭括約筋　152
咽頭相　152
陰部神経　88

ウ
ウェーバーの法則　111
ウェーバー・フェヒナーの法則　111
ウエルニッケ領域　101
右心系　32
旨（うま）味　123
ウロビリノーゲン　20
運動感覚　109
運動終板　9
運動性失語症　101
運動野　100

エ
エクソサイトーシス　3
エストロゲン　78
エディンガー・ウエストファル核
　　105
エナメル象牙境　121
エブネル腺　131
エリスロポエチン　19
遠位尿細管　86
嚥下　152
嚥下性無呼吸　152
嚥下中枢　152
延髄孤束核　125
エンテロガストロン　57, 58
エンドサイトーシス　3

オ
横隔神経　50
横隔膜　46
横行結腸　62
横行小管系　10
黄体形成ホルモン　72
黄体ホルモン　78
嘔吐　153
嘔吐中枢　154
オキシトシン　74
悪心　153
オッディ括約筋　60
温覚　108

カ
開口運動　140
開口筋　140

164

開口反射　140, 143
開口分泌　3, 131
外呼吸　46
介在ニューロン　143
外側膝状体　99
外側翼突筋　140
回腸　59
外転神経　93
外尿道括約筋　88
外分泌　70
回盲弁　62
外肋間筋　46
カイロミクロン　62
下顎安静位　141
下顎運動　140
化学受容性嘔吐誘発域　154
下顎神経　93
下顎張反射　140
蝸牛　110
蝸牛神経　93
核　3
顎下三角　131
顎下神経節　133
顎下腺　131
顎関節　123
顎舌骨筋　140
拡張期血圧　36
顎二腹筋　140
顎反射　140
核膜　3
下行結腸　62
下垂体後葉　72
下垂体前葉　72
下垂体門脈　72
ガス交換　48
ガストリン　58
下唾液核　133
滑車神経　93
滑走説　11
活動電位　4
下腹神経　88
カリクレイン　130
顆粒白血球　21
カルシトニン　74
渇き感　26
感覚　108
感覚性失語症　101
感覚点　108
換気　46
還元ヘモグロビン　19
間質細胞刺激ホルモン　74
緩衝系　25

冠状動脈　33
眼神経　93
間接ビリルビン　20
杆体　110
間脳　98
γ－アミノ酪酸　9
顔面神経　93
関連痛　109

キ

キーゾウ領域　120
拮抗性支配　95
基底膜　110
起動電位 (generator potential)　113
機能局在　100
茸状乳頭　124
キモトリプシノーゲン　60
嗅覚　111
嗅球　111
嗅細胞　111
臼歯腺　131
吸収　62
弓状核　72
球状帯　76
嗅神経　93
吸息　46
吸息運動　46
嗅毛　111
胸管　62
胸腔内圧　47
凝集原　22
凝集素　22
強縮　11
胸神経　92
胸髄　96
胸腺　21
頬腺　131
巨核球　21
巨人症　73
近位尿細管　86
筋原線維　10
筋細胞　4
筋小胞体　10
筋神経接合部　9
緊張性歯根膜咀嚼筋反射　142
筋肉ポンプ　41
筋紡錘の一次終末　122
筋紡錘の二次終末　122

ク

空腸　59
屈曲反射　97

クッシング症候群　78
クラウゼ小体　109
クリアランス　86
グリシン　9
グルカゴン　76
グルコース感受性細胞　99
クレアチニン　86
クレチン症　75

ケ

形質細胞　21
頸神経　92
頸髄　96
頸動脈小体　40, 50
血圧　36
血液　18
血液型　22
血液凝固　21
血液凝固因子　21
血管運動　37
血管運動中枢　37
血管拡張物質　37
血管収縮物質　37
血球　18
血漿　18
血漿膠質浸透圧　23
血漿タンパク質　22
血小板　21
血清　22
ゲート　2
原形質膜　2
言語音声　159
言語中枢　101
腱索　32
原唾液　131
検知閾値　123
原発性アルドステロン症　78

コ

好塩基球　21
構音　159
構音点　159
構音部位　159
口蓋腺　131
後角　96
咬筋　140
口腔感覚　120
口腔相　134, 152
硬口蓋音　160
好酸球　21
甲状腺機能亢進症　75

索引

甲状腺刺激ホルモン 72
口唇腺 131
抗体 21
後退運動 140
好中球 21
喉頭蓋 152
喉頭筋 158
喉頭原音 158
喉頭口 152
興奮性介在ニューロン 143
興奮性細胞 4
興奮性シナプス 9
興奮性シナプス後電位 9
興奮（刺激）伝導系 34
興奮の伝達 8
興奮の伝導 7
呼吸 46
呼吸中枢 50
呼吸調節中枢 50
呼吸ポンプ 41
黒質 99
鼓索神経 125
呼息 46
呼息運動 47
骨盤神経 63, 88
固有胃腺 57
固有感覚 109
固有心筋 33
コリン作動性線維 94
ゴルジ装置 3
コレチストキニンーパンクレオザイミン
　　61
コンプライアンス 40, 47

サ

最大咬合力 140
サイトーシス 3
細胞 2
細胞外液 25
細胞骨格 3
細胞小器官 3
細胞性免疫作用 21
細胞内液 25
細胞内受容体 72
細胞膜 2
細胞膜受容体 71
細網内皮系 20
サイロキシン 74
左静脈角 62
左心系 32
嗄声 158
酸化ヘモグロビン 19

三叉神経 93
三叉神経運動核 122
三叉神経主知覚核 123
三叉神経脊髄路核 123
三叉神経節 123
三叉神経中脳路核 122
三尖弁 32
三大栄養素 62
三大唾液腺 131
三半器官 117

シ

ジアシルグリセロール 72
子音 159
歯音 160
視覚 110
視覚性言語中枢 101
視覚野 101
耳下腺 131
耳管咽頭口 152
糸球体 86
糸球体濾過値 86
死腔 48
歯茎音 160
刺激伝導系 34
視交叉 98, 105
歯根膜感覚 121
歯根膜咬筋反射 142
脂質二重層 2
視床 98
視床下核 99
視床下部 72, 98
視床下部ー下垂体系 72
耳小骨 110
視神経 93
耳神経節 133
歯髄神経 121
視束前野 72
時値 6
歯痛 121
膝蓋腱反射 96
室ヒダ 158
シナプス 8
シナプス後電位 9
シナプス遅延 10
脂肪小球 62
自由神経終末 109
習慣性（直腸性）便秘 64
集合管 86
収縮期血圧 36
十二指腸 59
終末槽 10

縮瞳 98
主細胞 57
受容器電位（receptor potential）112
受容体 2
順応（adaptation）111
漿液細胞 130
消化 56
上顎神経 93
松果体 79
上眼窩裂 103
上頸神経節 134
条件反射 58
上行結腸 62
上行性網様体賦活系 98
上喉頭神経 125
小人症 73
上唾液核 133
小唾液腺 131
小腸 59
小脳 100
小脳脚 100
上皮小体 75
小胞体 3
触・圧覚 108
食道相 152
徐脈 154
自律神経系 92
心音 35
侵害性刺激 143
心筋 33
神経細胞 4
腎小体 86
腎性調節 25
心臓 32
心臓神経 36
伸張反射 96
心電図 34
浸透圧受容器 99
浸透圧受容ニューロン 26
振動音 158
振動感覚 109
心肺部圧受容器反射 39
心拍出量 36
心拍数 35
新皮質 100
深部感覚 108
深部痛覚 109
心房性ナトリウム（Na）利尿ペプチド
　　38
心膜 33

166

ス

膵アミラーゼ 60
膵液 60
錘外筋線維 122
髄鞘 7
錐体 110
錐体路 100
錘内筋線維 122
膵リパーゼ 61
スターリングの法則 36
ステロイドホルモン 70
ステンセン管 131
スパイログラム 47
スライディングセオリー 11

セ

正円孔 103
精子形成ホルモン 73
静止膜電位 4
性腺刺激ホルモン 72
精巣 78
声帯 158
声帯ヒダ 158
性中枢 99
成長ホルモン 72
声門 158
声門音 160
セカンドメッセンジャー 71
赤芽球 20
赤色骨髄 18
脊髄 92, 96
脊髄神経 92
脊髄神経節 93
セクレチン 61
舌下小丘 131
舌下神経 93
舌下腺 131
舌下ヒダ 131
赤筋 12
赤血球 19
舌骨上筋 140
摂食中枢 99
絶対不応期 5
舌咽神経 93, 125
絶縁性伝導 7
節後線維 94
節後ニューロン 94
舌腺 131
節前線維 94
節前ニューロン 94
前角 96

全か無かの法則 5
仙骨神経 92
線条体 99
仙髄 96
先端巨大症 73
前庭神経 93
蠕動 57
蠕動運動（胃） 57
蠕動運動（小腸） 59
前突運動 140
腺房部 130

ソ

臓器感覚 109
増強単極肢誘導 34
双極誘導 34
象牙芽細胞下神経叢 121
象牙芽細胞説 121
相対不応期 5
相対分泌比 133
僧帽弁 32
速順応性機械受容器 109
束状帯 76
側頭筋 140
側方運動 140
咀嚼運動中枢 144
咀嚼筋 140
咀嚼リズム発生器 144

タ

第1心音 35
第2心音 35
体位血圧反射 40
体液 23
体温調節中枢 99
対光反射 98
第三脳室 98
大十二指腸乳頭 60
大錐体神経 125
体性感覚 108
体性感覚野 100
体性神経系 92
体性ー内臓反射 95
大腸 62
大動脈体 40, 50
大動脈弁 33
対毒防御反射 153
大脳基底核 99
大脳皮質運動野顔面領域 144
大脳皮質性呼吸支配 51
大脳辺縁系 100
唾液アミラーゼ顆粒 132

唾液腺 130
多シナプス反射 143
脱負荷反射 141
多能性幹細胞 18
弾音（流音） 160
単極胸部誘導 34
単シナプス反射 141
胆汁 61
胆汁酸 61
胆汁色素 20
単収縮 11
男性化 78
男性ホルモン 76
淡蒼球 99
担体 2

チ

蓄尿 88
チャネル 2
中心後回 100
中心子 3
中心前回 100
中心乳糜管 62
中枢化学受容器 50
中枢神経系 92
腸胃反射 57
聴覚 110
聴覚野 101
腸間膜 59
跳躍伝導 7
直接ビリルビン 20
直腸 62
直腸性便秘 64

ツ

通鼻音 160

テ

テストステロン 78
鉄欠乏性貧血 20
テトロドトキシン 5
転座 72
伝導速度 7
伝導ブロック 8

ト

動眼神経 93
導管部 130
洞結節 34
糖質コルチコイド 76
等尺性収縮 11

索引

167

動水力学説　121
等張性収縮　11
糖尿病　76
動脈圧受容器　38
動脈圧受容器反射　38
動脈化学受容器　50
特殊感覚　108
特殊感覚の法則　111
特殊心筋　33
ドーパミンニューロン　100
トランスサイトーシス　3
トリプシノーゲン　60
トリヨードサイロニン　74

ナ

内肛門括約筋　63
内呼吸　46
内耳神経　93
内臓感覚　108
内臓ー体性反射　95
内臓痛覚　109
内臓ー内臓反射　95
内側膝状体　99
内側翼突筋　140
内尿道括約筋　88
内分泌　70
内分泌腺　70
ナトリウムポンプ　2
軟口蓋音　160
軟口蓋味蕾　125

ニ

ニコチン受容体　94
二次感覚細胞　112
二次視覚野　101
二次終末　122
二次聴覚野　101
二次痛　109
二重支配　95
乳頭筋　32
尿管　88
尿細管　86
尿道　88
尿崩症　74
尿路　88
認知閾値　123

ネ

ネフロン　86
粘液細胞　130
粘液水腫　75

ノ

脳　92
脳幹　97
脳神経　93
脳相　134
ノルアドレナリン　94

ハ

肺活量　48
肺気量　47
肺性調節　25
肺動脈弁　33
排尿反射　88
肺のコンプライアンス　47
排便中枢　63
排便反射　63
肺胞換気量　48
バウヒン弁　62
パーキンソン病　100
破擦音　160
バソプレッシン　74
パターンジェネレータ　144
パチニ小体　109
白筋　12
パラアミノ馬尿酸　86
パラソルモン　75
バルトリン管　131
破裂音　160
反回神経　159
反回抑制　97
反射唾液　133
ハンチントン舞踏病　100

ヒ

鼻（通鼻）音　160
被殻　99
尾骨神経　92
皮質咀嚼野　144
尾状核　99
尾髄　96
ビタミンB_{12}　20
ビタミンD_3　87
ビタミンＫ　21
皮膚感覚（表面感覚）　108
皮膚痛覚　108
皮膚分節　93
肥満細胞　21
冷汗　154
標的器官　71
表面感覚　108
ビリルビン　20

フ

被裂軟骨　158

ファゴサイトーシス　3
ファーター乳頭　60
不応期　5
フォルマント　159
不感蒸泄　24
副甲状腺　75
副細胞　57
副神経　93
副腎髄質　76
副腎皮質　76
副腎皮質刺激ホルモン　72
輻輳反射　98
浮腫　24
負のフィードバック機構　72
ブラジキニン　130
振子運動　59
プルキンエ線維　34
ブルンネル腺　62
ブローカ領域　101
プロカルボキシペプチダーゼ　60
プロゲステロン　78
プロテインキナーゼＡ　71
プロテインキナーゼＣ　72
プロラクチン　72
分節運動　59
噴門　56
噴門腺　57

ヘ

β受容体　95
閉口運動　140
平衡覚　110
閉口筋　140
平衡斑　117
閉口反射　140
ベキ関数の法則　111
壁細胞　57
ベケシーの進行波説　110
ペースメーカー　34
ベネット運動　147
ベネット角　147
ヘパリン　21
ペプシノーゲン　57
ペプシン　58
ペプチドホルモン　70
ヘマトクリット値　18
ヘモグロビン　19
ヘーリング・ブロイエル反射　51
ベル・マジャンディの法則　93

便意 63
ヘンレわな 86

ホ

母音 159
膀胱 88
膀胱三角 88
房室弁 32
ボウマン嚢 86
ボウマン嚢足細胞 86
ポリモーダルなC線維 109
ホルモン 70
ホルモン受容体 71

マ

マイスネル小体 109
マイスネル神経叢 59
膜タンパク質 2
末梢（動脈）化学受容器 50
末梢神経系 92
満腹中枢 99

ミ

味覚相（口腔相） 134
味覚野 101
味細胞 124
ミトコンドリア 3
脈圧 36
脈拍 41
味蕾 124

ム

ムスカリン受容体 95
無声 158
無声音 159
無声子音 160
ムチン顆粒 132

メ

迷走神経 93
迷走神経の心臓枝 36
メラトニン 79
メラニン細胞刺激ホルモン 74
メルケル触覚盤 109
メルゼブルグ三徴候 75

モ

網状赤血球 20
網状帯 76
盲腸 62
モチリン 57

門脈 62

ユ

有郭乳頭 124
有声音 159
有声子音 160
有毛細胞 110
幽門 56
幽門腺 57
幽門洞 56
輸出細動脈 86
輸送体 2
輸入細動脈 86

ヨ

葉酸 20
葉状乳頭 124
腰神経 92
腰髄 96
ヨウ素（I） 74
抑制性介在ニューロン 143
抑制性シナプス 9
抑制性シナプス後電位 9
閾値 5
ヨハネス ミューラーの法則 111
四基本味 123

ラ

ライディッヒ細胞 74
ラシュコフ神経叢 121
ラセン動脈 78
卵円孔 103
ランゲルハンス島 76
卵巣 78
ランビエの絞輪 7
卵胞刺激ホルモン 72
卵胞ホルモン 78

リ

リガンド 2
リソソーム 3
リドカイン 5
リピナス管 131
リーベルキューン腺 62
リボソーム 3
流音 160
両唇音 160
両側性伝導 7
リンパ球 21

ル

ルフィニ小体 109

レ

冷覚 108
レセプター 2
レニン−アンギオテンシン系 77
連関痛 109

ロ

濾過膜 86
肋間神経 50

ワ

ワルトン管 131

スタディ **口腔生理学**
解剖図・模式図でわかる　改訂版

ISBN 978-4-8160-1291-4

© 2001. 12. 1　第1版　第1刷
　2005. 1. 20　　　　 第2刷
　2015. 5. 17　第2版　第1刷

著　　　者	塩澤光一
発 行 者	永末英樹
印 刷 所	株式会社サンエムカラー
製 本 所	藤原製本株式会社

発行所　株式会社　**永末書店**

〒602-8446　京都市上京区五辻通大宮西入五辻町 69-2
（本社）電話 075-415-7280　FAX 075-415-7290　　（東京店）電話 03-3812-7180　FAX 03-3812-7181
永末書店 ホームページ　http://www.nagasueshoten.co.jp

＊内容の誤り、内容についての質問は、弊社までご連絡ください。
＊刊行後に本書に掲載している情報などの変更箇所および誤植が確認された場合、弊社ホームページにて訂正させていただきます。
＊乱丁・落丁の場合はお取り替えいたしますので、本社・商品センター(075-415-7280)までお申し出ください。

・本書の複製権・翻訳権・翻案権・上映権・譲渡権・貸与権・公衆送信権（送信可能化権を含む）は、株式会社永末書店が保有します。

JCOPY ＜（社）出版者著作権管理機構　委託出版物＞

本書の無断複写は著作権法上での例外を除き禁じられています。複写される場合は、そのつど事前に、（社）出版者著作権管理
機構（電話 03-3513-6969、FAX 03-3513-6979、e-mail: info@jcopy.or.jp）の許諾を得てください。